Ateliers
RENOV'LIVRES S.A.
2001

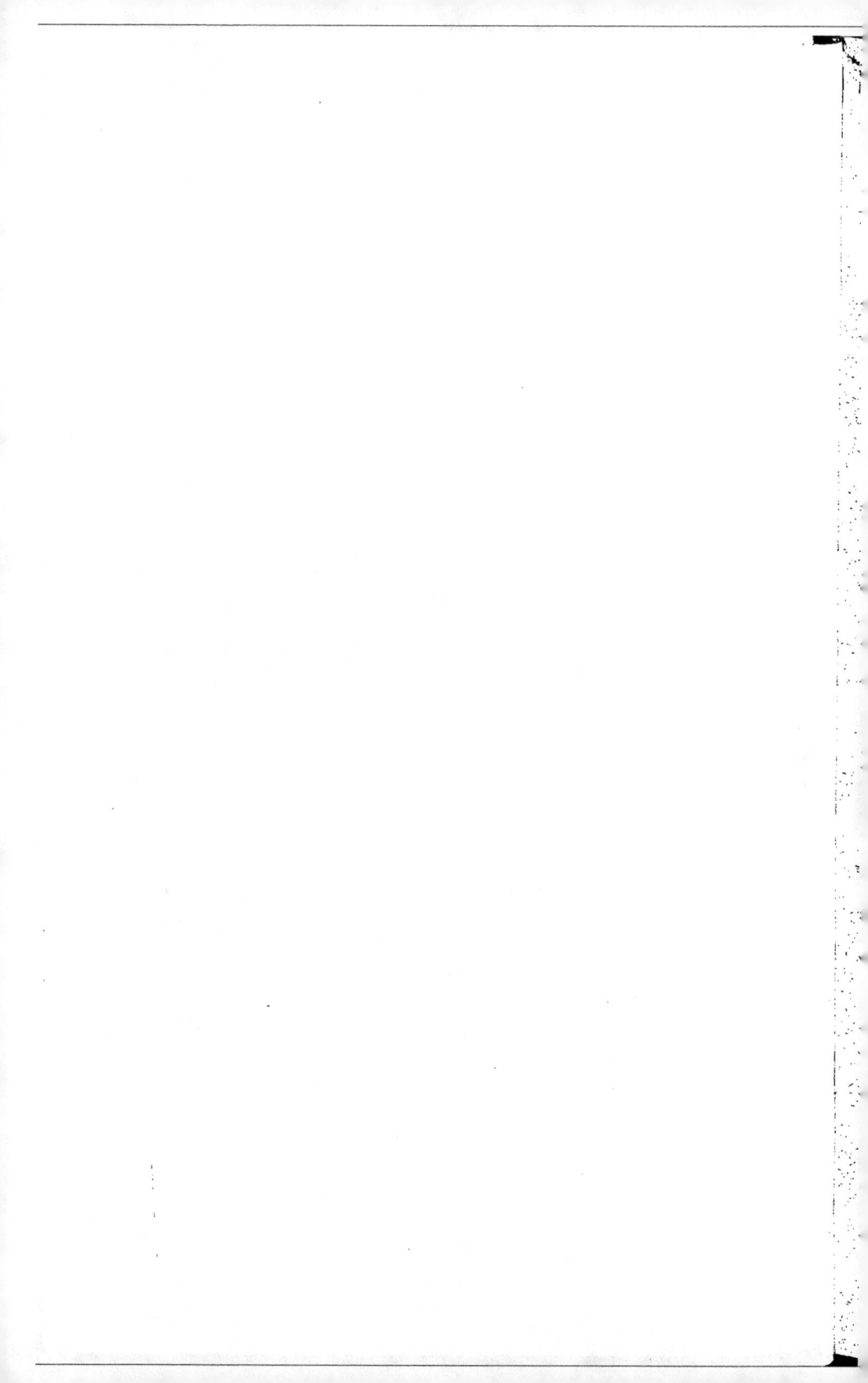

RECHERCHES SUR LE NOMBRE

DES

GLOBULES ROUGES ET BLANCS DU SANG

A L'ÉTAT PHYSIOLOGIQUE

(chez l'adulte)

ET DANS UN CERTAIN NOMBRE DE MALADIES CHRONIQUES

RECHERCHES SUR LE NOMBRE

DES

GLOBULES ROUGES ET BLANCS DU SANG

A L'ÉTAT PHYSIOLOGIQUE

(CHEZ L'ADULTE)

ET DANS UN CERTAIN NOMBRE DE MALADIES CHRONIQUES

PAR

J.-P. Gabriel PATRIGEON,

Docteur en médecine de la Faculté de Paris.

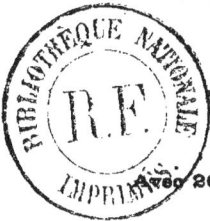

Avec 20 planches lithographiées.

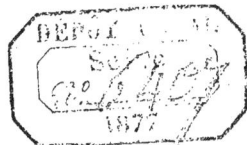

PARIS

LIBRAIRIE J.-B. BAILLIÈRE ET FILS

19, rue Hautefeuille, près du boulevard St-Germain

1877

AVANT-PROPOS.

Dans ces derniers temps, on s'est beaucoup préoc-cupé de la numération des éléments figurés du sang dans les maladies. Sous la direction de notre cher maître et ami M. Grancher, nous avions été des premiers, — aussitôt après la publication du procédé de M. Hayem, — à nous occuper de cette question. Nous publions aujour-d'hui le résultat d'une partie des observations que nous avons faites en janvier, février et mars 1877. Toutes ces observations ont été recueillies dans le service de M. Grancher, (salles Saint-Vincent, Saint-Julien et Saint Philippe) à l'Hôpital temporaire.

Ce travail se trouve divisé en trois parties. Dans une première, nous passons en revue les procédés de nu-mération des globules par les méthodes chimiques ren-dues illustres par leurs auteurs, mais qui ne sont guère à présent qu'un objet de curiosité (du moins en ce qui concerne les éléments figurés du sang). Puis passant aux méthodes nouvelles de numération directe, nous cherchons à établir la valeur incontestable, selon nous, du procédé de numération des globules blancs du sang proposé par M. Grancher. Le sérum au sulfate de soude, qu'il a proposé également, est l'objet d'une discussion spéciale. Nous mentionnons aussi l'appareil de M. Malassez, pour le dosage de l'hémoglobine, que nous avons pratiqué un certain nombre de fois dans toutes nos observations ou à peu près. Nous terminons enfin cette première partie par quelques conseils de technique hématimétrique.

La seconde partie a trait au nombre des éléments figurés du sang chez l'homme adulte à l'état sain ; cette partie est accompagnée de tracés qui mettent parfaitement en relief les différents résultats obtenus (1).

Dans une troisième partie enfin, nons nous occupons des altérations de quantité subies par les globules rouges et les globules blancs sous l'influence des états pathologiques suivants : albuminurie, — diathèse cancéreuse, — suppuration, — intoxication saturnine.

L'analyse de ces observations au point de vue de la numération est partout accompagnée de tracés, car, suivant la remarque de M. Charcot (2), au lieu de

(1) Nous devons les observations et les conclusions qui font l'objet de cette seconde partie à l'obligeance de M. Grancher.

(2) Bulletins de la Société de biologie, p. 635.

chiffres plus ou moins arides, les résultats généraux doivent être représentés par des courbes graphiques : leur importance frappe alors bien davantage.

Il nous restait un assez grand nombre d'observations sur différents cas de tuberculose ; mais le sujet est trop étendu et trop complexe pour ne pas nécessiter, croyons-nous, des recherches plus nombreuses et plus complètes ; aussi préférons-nous ne pas publier prématurément ces observations.

Nos analyses portent à la fois sur les globules rouges et les globules blancs du sang. Nous avons souvent constaté les résultats sans chercher à donner d'interprétation physiologique. En ces sortes de choses, et, malgré tout le travail que nécessite ce genre de recherches, il ne faut pas trop se presser d'interpéter ni de conclure ; car ce qu'écrivait en 1859, à propos de la leucocythémie, M. le professeur Gubler, s'applique admirablement à notre sujet : « Avant d'établir des théories définitives de la leucémie, il faudra, longtemps encore, recueillir des observations pathologiques, les soumettre à une analyse rigoureuse ; et ce ne sera qu'après les avoir réunies, comparées et exactement appréciées, qu'on pourra déduire logiquement les conditions de cet excès de globules blancs ainsi que sa signification, soit comme maladie distincte, soit comme élément morbide commun à diverses cachexies. »

RECHERCHES SUR LE NOMBRE

DES

GLOBULES ROUGES ET BLANCS DU SANG

A L'ÉTAT PHYSIOLOGIQUE

(chez l'adulte)

ET DANS

UN CERTAIN NOMBRE DE MALADIES CHRONIQUES

PREMIÈRE PARTIE

CHAPITRE PREMIER.

I. Quelques mots d'introduction. — II. Hématologie par les procédés chimiques. — III. Procédés de numérations directe des globules rouges, — IV. des globules blancs. — VI. Sérum. — VI. Colorimètre de M. Malassez. — VII. Quelques conseils de technique hématimétrique.

§ I.

De tous les liquides organiques qui composent ce milieu intérieur dans lequel les éléments anatomiques remplissent leurs fonctions et parcourent toutes les phases de leur existence, le liquide sanguin est, sans contredit, le plus curieux à étudier et le plus utile à bien connaître.

Cette préoccupation se retrouve, du reste, dès la plus haute antiquité : mais c'est de nos jours seulement que la physiologie et la chimie ont enfin permis de connaître la nature intime du sang, celle des autres humeurs, et d'en déterminer parfois les altérations morbides.

Cependant l'humorisme tel qu'on l'entendait autrefois n'existe plus : il ne signifie aujourd'hui que la connaissance des altérations des humeurs. Son rôle n'en est pas moins considérable ; car « lorsque l'on soumet les humeurs altérées aux investigations lumineuses de la science moderne, ce n'est plus, il est vrai, dans l'espérance trompeuse d'arriver à une cause prochaine, c'est pour acquérir les éléments les plus précis du diagnostic et de la séméiologie. » (1)

§ II.

Ce sont MM. Prévost et Dumas qui, les premiers, en France, ont déterminé les méthodes chimiques capables de donner du sang une analyse exacte. Ces méthodes, du reste, furent celles qu'employèrent, dans toutes leurs analyses, MM. Andral et Gavarret, ainsi que tous les observateurs qui suivirent dans la même voie les savants que l'on a appelés, à juste titre, les créateurs de l'hématologie (2).

(1) Jaccoud. De l'humorisme ancien comparé à l'humorisme moderne. Paris 1863.

(2) Voici la liste de leurs ouvrages : Recherches sur les modifications de proportion de quelques principes du sang (fibrine, globules, etc.) dans les maladies, par MM. Andral et Gavarret. (Annales de chimie et de physique, tome LXXV).

— Recherches sur la composition du sang de quelques animaux domestiques, dans l'état de santé et de maladie, par MM. Andral, Gavarret t Lafond (Annales de chimie et de physique, tome V).

Ces analyses avaient pour but de doser tous les éléments principaux du sang. Outre le chiffre du poids des globules, on avait celui de la fibrine, de l'albumine, des sels, des matières organiques et de l'eau.

Voici la description très-facile à comprendre du procédé opératoire :

« Le sang est reçu dans deux capsules d'égale capacité et dont chacune peut contenir 180 grammes d'eau.

« Dans une de ces capsules on recueille le premier et quatrième quarts de la saignée ; on abandonne cette portion de sang à elle-même, pour la laisser se coaguler.

« Dans l'autre capsule on recueille les deuxième et troisième quarts de la saignée ; on bat immédiatement cette seconde portion de sang, pour obtenir la fibrine, qu'on lave avec soin.

« Les deux portions de la saignée ainsi séparées doivent avoir la même composition, quelle que soit l'influence de l'écoulement sur la composition du sang recueilli.

« Quand la coagulation est effectuée, on sépare avec soin le sérum du caillot et l'on dessèche :

« 1° La fibrine qui avait été obtenue en battant la moitié de la saignée ;

« 2° Le sérum ;

« 3° Le caillot.

« On pèse la fibrine sèche, et l'on connaît ainsi la

— Essai d'hématologie pathologique, par Andral : Fortin et Masson, éditeur, Paris 1843.
— Cliniques d'Andral.

quantité de fibrine que contient le caillot sur lequel on opère.

« On pèse le sérum après dessiccation complète, et l'on connaît ainsi sa composition en eau et en matériaux solides.

« On pèse enfin le caillot desséché : la quantité d'eau qu'il contenait, représentée par la perte éprouvée pendant cette opération de dessiccation, permet de calculer la quantité de matériaux solides du sérum que contient le caillot desséché; en retranchant du poids du caillot sec le poids de la fibrine, plus le poids des matériaux solides du sérum qu'il contient et qu'on a calculé, il reste le poids des globules que renferme le caillot.

« Cette suite d'opérations fournit donc :

« 1° Le poids de la fibrine ;

« 2° Le poids des globules ;

« 3° Le poids des matériaux solides du sérum ;

« 4° Le poids de l'eau.

« Quand on veut séparer les matériaux organiques du sérum de ses matériaux inorganiques, après avoir complètement desséché ce liquide, on pèse le résidu pour évaluer la quantité de matériaux solides, puis on incinère ce résidu avec le plus grand soin dans un creuset de platine. La masse blanche qui reste au fond du creuset représente les matériaux inorganiques » (1).

Les objections ne manquèrent pas, en France, à la méthode employée par MM. Andral et Gavarret ; elles furent même, de la part de ces derniers, l'objet d'une

_____

(1) Andral et Gavarret. Recherches sur quelques modifications, etc. Annales de chimie et de physique, tome LXXV, p. 227 et 228. On peut consulter aussi Denis (de Commercy) : mémoires de 1830, 1838, 1842.

réfutation dans un mémoire qui porte la date de 1842 (1).

En Allemagne, les critiques furent plus vives encore *en ce qui concernait spécialement le chiffre des globules*, et, il faut le reconnaître, jusqu'à un certain point fondées. Ces attaques, en provoquant les recherches, donnèrent naissance à des procédés nouveaux que leurs auteurs opposèrent aux procédés français (2). Or, les différences notables qui existent entre les chiffres des uns et des autres semble laisser à l'erreur une place trop large. Une page empruntée à M. le professeur Jaccoud exposera nettement la question.

« Les physiologistes français évaluent les globules d'après le poids du caillot desséché ; cette méthode, par conséquent, repose tout entière sur cette idée que toute l'eau perdue par le coagulum, lors de la dessiccation, appartient au sérum ; mais cette idée est une hypothèse, et les recherches de Schmidt ont fait voir que sur 100 gr. de globules rouges, il y a 69 grammes d'eau leur appartenant en propre, et Lehmann a montré que le liquide qui entre dans la constitution des globules n'est point comparable au sérum. De cette inexactitude des résultats fournis par la méthode de dessiccation, en tant que résultats absolus, sont nées les méthodes plus précises, dans lesquelles on évalue la proportion des globules humides. Or, cette méthode, la seule assurément qui

---

(1) Réponse aux principales objections dirigées contre les procédés suivis dans les analyses du sang et contre l'exactitude de leurs résultats. Andral et Gavarret. Broch. in-8°, Fortin et Masson, Paris, 1842.

(2) Pour la bibliographie complète se reporter à l'ouvrage de M. Jaccoud : de l'humorisme ancien comparé à l'humorisme moderne, p. 69, Note 1. On y trouve les noms des ouvrages (avec les indications exactes de Schmidt, de Lehmann, de Hoppe, de Gornp-Besanez, de Vogel.

puisse conduire au chiffre réel des hématies, a donné,
entre les mains des chimistes les plus éminents de notre
époque, des résultats devant lesquels je reste confondu.
Schmidt donne comme limites extrêmes pour le sang
veineux de l'homme 47 et 44 pour 100, c'est-à-dire 470
à 540 parties de globules pour 1000 parties de sang ;
Lehmann admet comme moyenne 51,2 pour 100, soit
512 pour 1000 ; Hoppe arrive à 400 pour 1000.

« Ce sont là les chiffres classiques en Allemagne, où
la question est incessamment à l'étude depuis plus de
dix années. Je sais bien qu'une partie de la différence
énorme qui existe entre ces chiffres et la proportion de
127 pour 1000 provient de ce que, dans la méthode de
MM. Prévost et Dumas, on agit par dessiccation ; mais
enfin cette différence me semble trop considérable pour
être imputable tout entière à la découverte des méthodes d'analyse, et, en fait, il y a plusieurs années
déjà, Schmidt a démontré que la méthode française est
infidèle, même pour le résidu sec, et, depuis, Scherer
et Gorup Besanez, combinant la méthode de Dumas
avec celle de Figuier, sont arrivés encore à des résultats différents » (1).

Quoi qu'il en soit, hâtons-nous de dire que la méthode des savants français, donnant des résultats toujours comparables à eux-mêmes, ce qu'il y avait de plus
important se trouvait ainsi réalisé : « les valeurs abso-
lues sont nécessaires à la science physiologique et les
rapports relatifs sont seuls indispensables à l'appréciation pathologique. »

(1) Jaccoud. De l'humorisme ancien, etc., p. 69.

Cependant il faut convenir que cette méthode est d'une exécution bien difficile, et qu'elle exige des connaissances spéciales qui sont plutôt le fait d'un chimiste que d'un médecin. Et, comme pour augmenter la difficulté, tous les résultats sont si bien liés les uns aux autres que pour obtenir le seul chiffre des globules il faut passer par toute la série des opérations. Ajoutons qu'une saignée est nécessaire, — saignée de 375 grammes,— et que, lorsque la thérapeutique ne le commande pas, il faut, pour y avoir recours (aujourd'hui surtout), un intérêt scientifique bien puissant.

La seule question controversée, avons-nous dit, fut celle de la recherche du poids des globules. Pour les autres éléments importants du sang, les procédés aussi bien que les résultats furent admis sans conteste (1). Si bien que l'on peut dire que, depuis les mémorables travaux d'Andral et Gavarret, et de Becquerel et Rodier pour une certaine part, l'hématologie se trouve fixée définitivement sur beaucoup de points.

Mais il est loin d'en être ainsi en ce qui concerne les globules. Que l'on adopte le procédé opératoire allemand ou le procédé opératoire français, une grande incertitude règnera toujours dans les résultats.

Ce n'est pas tout.

La recherche du chiffre des globules exige un grand nombre d'observations. Tantôt des manipulations, parfois défectueuses ou que l'on croit telles, vont nécessiter d'autres manipulations; des données contradictoires vont exiger des vérifications; et si, comme on est en droit de le supposer, les éléments figurés du sang varient suivant le cours de la maladie, s'il faut, par conséquent, observer tous les deux ou trois jours, — comment se servir d'une méthode qui compte chaque observation par chaque saignée? Et cette saignée elle même, si parfois on pouvait la répéter, n'imprime-t-elle pas une allure toute nouvelle à la composition du liquide sanguin?

Cette méthode était, en outre, obligée de laisser de côté complétement les globules blancs du sang.

Il faut donc reconnaître, en résumé, que si les procédés chimiques ont pu donner des résultats excellents pour la fibrine, pour l'albumine, pour les sels, pour les matières extractives contenus dans le sang, ils deviennent, pour les globules rouges, inexacts et presque impossibles à appliquer; sans résultats en ce qui concerne les globules blancs.

La méthode se trouvait condamnée par son impuissance même.

C'est alors qu'à une méthode vieillie a été substituée une méthode nouvelle et plus féconde, que l'on peut appeler méthode par numération.

§ III.

Cette méthode est née des difficultés qui entouraient la méthode chimique. Ce sont ces difficultés, en effet, qui inspirèrent à Vierordt la première idée de numération directe des globules rouges du sang (1).

Il n'entre pas dans notre dessein de tracer l'histoire des méthodes de numération directe et de montrer les progrès réalisés par les inventeurs qui se sont succédé.

(1) Vierordt. Neue methode der quantit. mikroskop analyse des Blutes (Archiv für Physiologie 1852).

M. Malassez, dans sa thèse inaugurale, a donné un exposé très-suffisamment détaillé de la question, où il passe en revue les noms et les méthodes de Vierordt, de Welker, de Cramer, de Mantegazza, de M. Potain (1), pour arriver au procédé plus perfectionné qui porte son nom (1873) (2).

En 1875, M. Hayem inventait un nouvel appareil, dont il donnait la description dans une leçon faite à la clinique de la charité le 20 mai 1875 et reproduite peu après dans la Gazette hebdomadaire (3). Dans cette leçon, M. Hayem comparait son procédé nouveau à celui de M. Malassez et adressait à ce dernier les critiques suivantes (4). « Je ne crois pas que le principe sur lequel repose le procédé de M. Malassez soit exact. Outre la difficulté que doit présenter le jaugeage précis d'un espace capillaire très-petit, je me suis assuré, par des expériences comparatives, que tout appareil se remplissant par capillarité conduit à des résultats erronés. Le mélange sanguin est composé d'une partie liquide et de corps solides en suspension dans le liquide. Placé à une extrémité d'un espace capillaire, il y pénètre inégalement, la partie liquide s'introduisant dans l'espace capillaire plus facilement que les parties solides. L'in-

(1) Malassez. Thèse de Paris 1873.

(2) Il faut reconnaître ici que tout le mérite revient à M. le profes. Potain; c'est lui qui reprit en France la question presque délaissée de la numération des globules. L'appareil de M. Malassez n'est même en réalité que le procédé perfectionné de M. Potain, dont le mélangeur (invention des plus ingénieuses) subsiste tout entier.

(3) Juillet 1875.

(4) Nous ne décrirons ni le procédé de M. Malassez, ni celui de M. Hayem. Ils sont assez vulgarisés l'un et l'autre pour être supposés connus du lecteur.

troduction d'une partie du mélange dans le tube détruit donc l'homogénéité de la répartition des globules. De plus, les parois elles-mêmes de l'espace capillaire repoussent les globules du sang, et il s'y forme une sorte de zone claire analogue à celle qui existe dans les capillaires naturels. Il en résulte qu'en calculant le nombre des globules d'après celui que contient un segment de capillaire, on ne peut arriver à un chiffre exact. » Il est, en outre, une critique de pratique que nous trouvons reproduite par tous les observateurs et que nous voulons ajouter à celles qui précèdent : c'est l'extrême difficulté que l'on éprouve à nettoyer le tube capillaire et à le débarrasser entièrement du sang desséché qui s'attache aux parois (1).

Quoi qu'il en soit de ces critiques, l'expérience de ces deux dernières années semble avoir tranché la question au profit de l'appareil de M. Hayem, qui est devenu d'un emploi presque général. Cette faveur est suffisamment expliquée par les résultats plus certains qu'il fournit, et aussi par une commodité et une rapidité dans le maniement qui, à elles seules, auraient suffi pour lui assurer un avantage marqué.

C'est donc de l'appareil de M. Hayem que nous nous sommes servi dans toutes nos observations : il est nécessaire de faire cette remarque au point de vue de l'appréciation des résultats obtenus, car on sait que les deux méthodes (Hayem et Malassez) ne donnent pas des résultats tout à fait identiques. Les chiffres fournis

(1) H. Bonne. Thèse de Paris 1875. A. Fouassier. Thèse de Paris 1876, etc.

par le procédé de M. Malassez sont toujours un peu inférieurs aux chiffres obtenus avec l'appareil de M. Hayem.

§ IV.

Mais un autre point de la plus haute importance est celui qui a trait à la numération des globules blancs du sang.

Nous parlerons pour mémoire des moyens qui consistaient, soit à placer un peu de sang entre deux lamelles de verre et à considérer si les globules blancs étaient plus ou moins nombreux sous le champ du microscope, soit à délayer une goutte de sang dans un peu de sérum artificiel, à faire la numération des globules rouges et des globules blancs contenus dans le champ et à prendre le rapport.

Un progrès considérable se trouve réalisé dans ce sens par l'appareil de M. Malassez.

« Ma méthode, dit-il lui même, peut être employée à évaluer le nombre des globules blancs par millimètre cube de sang, et, par suite, leur nombre par rapport aux rouges (1). » A l'appui de son dire, M. Malassez communiqua à la Société de biologie (février et octobre 1873) une série d'observations sur le nombre des globules blancs du sang dans l'érysipèle et dans quelques suppurations (2); malheureusement leur auteur ne donne point des détails très-précis sur les procédés qu'il employa pour arriver à déterminer son chiffre des globules

(1) Thèse de Paris, p. 45.
(2) Bulletin de la Société anatomique, 1873, p. 141 et suivantes ; p. 625 et suivantes.

blancs. M. Brouardel fit faire aussi, dès cette époque, un certain nombre de recherches sur les leucocytes, dans son service, à l'hôpital de la Charité.

Lorsque M. Hayem publia sa méthode, il ne traça point, croyons nous, de règles particulières pour la recherche des globules blancs du sang.

Cependant le Dr Bonne, étudiant dans sa thèse inaugurale les variations des globules blancs dans un certain nombre de maladies (1), dut se préoccuper de trouver un procédé de numération : bien que celui qu'il choisit soit loin d'être irréprochable, ses résultats étant toujours comparables à eux-mêmes, demeurent par le fait susceptibles d'une certaine approximation.

Mais, dans ce genre d'observations, on ne saurait trop se mettre en garde contre les erreurs. Tout procédé qui ne paraît pas donner la plus grande somme possible de probabilités doit être impitoyablement rejeté.

Plus tard (1876), M. Grancher s'occupant à son tour de cette question, imagina un procédé de numération des globules blancs qui paraît réunir les conditions d'exactitude désirables. Simple en réalité, quoique d'une exécution un peu longue et délicate, il permet une approximation très-suffisante. Nous croyons utile de le décrire ici avec quelques détails.

On sait qu'avec l'appareil de M. Hayem il faut, pour la numération des globules rouges, compter les globules compris entre les quatre côtés d'un quadrillage. Ce quadrillage, en projection sur le champ du microscope, représente, par le fait, une face d'un cube de 1/5 de mi-

_____

(1) Thèse de Paris, 1845

limètre de côté, contenant lui-même une dilution sanguine (au 201°) (1) équivalant à la 25,125° partie d'un millimètre cube de sang. — Connaître le nombre de globules rouges contenus dans le quadrillage, le multiplier par 25,125, tel est le problème très-simple à résoudre pour connaître le nombre des hématies contenues dans un millimètre cube de sang.

Mais pour compter les globules blancs, quel procédé emploiera-t-on? Se bornera-t-on à compter ceux qui se trouvent compris dans le quadrillage pendant le cours des numérations de globules rouges? ou bien comme on ne fait généralement que trois ou quatre numérations de globules rouges pour une observation, ira-t-on plus loin et comptera-t-on, je suppose, les globules blancs contenus dans dix quadrillages différents?

Ces deux méthodes ont été employées : toutes les deux fournissent, croyons-nous, des résultats incompatibles avec une observation rigoureuse.

Examinons la première. En même temps que l'on compte les globules rouges, on a noté exactement les globules blancs compris dans le quadrillage : on a fait quatre numérations.

Dans ces quatre numérations le chiffre des globules rouges ne dépassera guère 900. — Si l'on compte en même temps les globules blancs correspondants, on aura le nombre des globules blancs compris dans 900 globules rouges.

C'est-à-dire que, en admettant que la méthode ait une valeur suffisante, c'est à peine si l'observateur

(1) On fait ces dilutions au 101°, 201°, 251°. La dilution au 201° est la plus usitée.

pourrait espérer trouver, à l'état physiologique, un globule blanc dans ces quatre numérations. A ce compte,
aussi bonne serait la méthode ancienne, dont nous par-
lions plus haut, qui consiste simplement, sans appareil, à faire une dilution de sang, à compter les globules rouges, les globules blancs et à prendre le rapport.

Mais qu'arrive-t-il avec une dilution aussi étendue
que celle que l'on est obligée de faire du liquide sanguin? Croit-on que les globules blancs iront se ranger
symétriquement, de façon à se présenter en nombre
égal dans les divers points de la préparation? Une observation, même superficielle, montre bien vite qu'il n'en
est pas ainsi, et, pour s'en convaincre, il suffit de jeter
les yeux sur une seule préparation.

En effet, lorsque un champ microscopique contient
un certain nombre de globules blancs, beaucoup même,
il n'est pas rare de n'en trouver aucun dans le quadrillage; — il n'est pas impossible non plus de voir le
quadrillage en contenir un, ou deux, ou trois, lorsque
le reste du champ en possède un seul, ou même pas du
tout. Ces deux hypothèses se réalisent fréquemment
dans la pratique, et par cette raison que très-souvent
les leucocytes se trouvent rapprochés et comme réunis
en groupe.

Eh bien, dans le premier cas, pourra-t-on dire qu'il
n'y a pas de globules blancs dans le sang? Mais alors les
observateurs qui ont employé la méthode ne vont pas
jusque-là : il font descendre les courbes de leur tracé
au-dessous d'une certaine ligne, qui représente la ligne
physiologique ; pour eux c'est simplement un chiffre très-

bas. L'observation pourra, certaines fois, leur donner raison, si le nombre des globules blancs est réellement peu élevé. Mais prenons un cas défavorable, et pour cela, nous le répétons, il n'est pas besoin de se placer au point de vue de l'exception. Que dans trois ou quatre numérations dans le quadrillage on ne trouve aucun globule blanc, et qu'en dehors du quadrillage existent pour chaque champ (et le champ, nous le montrerons plus loin, représente en superficie 8,5 fois le quadrillage) trois globules blancs seulement. Qu'arrive-t-il ? On marquera pour résultat : 1/1500 ou 1/2000, tandis que le rapport réel est 1/400 ou 1/500.

Dans le second cas, l'erreur est plus grave encore. Supposons que trois globules blancs groupés ensemble, les seuls qui se trouvent dans un champ microscopique, se placent par hasard dans le quadrillage ; dans une seconde, une troisième, une quatrième numération, un ou deux globules blancs s'y trouvent encore et l'on arrive à un total de 6 globules blancs pour quatre numérations, c'est-à-dire pour 800 globules rouges environ. Quel rapport a-t-on dans ce cas ? 1 globule blanc pour 150 globules rouges. Mais dans ces quatre numérations presque tous les globules blancs sont venus se loger, avons-nous dit, dans le quadrillage et lui ont été affectés, tandis qu'ils devaient être considérés comme faisant partie du champ microscopique entier. Veut-on savoir alors le rapport vrai que l'on eût obtenu et le comparer au rapport précédent ? D'un côté (rapport vrai), nous avons 1/1200 ; de l'autre (rapport faux) 1/150. L'exception ne saurait être objectée ici ; elle n'existe pas plus que précédemment. Que l'erreur du reste se produise une fois, et cela suffit pour fausser la signification et la portée d'une longue suite d'observations.

La deuxième méthode, — numération dans dix quadrillages, — diminue les chances d'erreur sans les faire disparaître suffisamment.

Voici comment procède M. Grancher :

Il compte les globules blancs contenus, non pas dans le quadrillage, *mais dans le champ entier du microscope.* Et ce n'est pas une seule fois que l'on fait cette opération, *on la répète successivement pour dix champs différents.* On a ainsi un nombre de globules blancs donné par rapport à un nombre connu très-considérable de globules rouges.

En effet, connaissant le nombre des globules rouges renfermés dans un quadrillage il est facile d'obtenir celui des mêmes globules contenus dans tous le champ du microscope. Il suffit d'établir le rapport du quadrillage au champ, et, pour cela, de mesurer d'abord le diamètre du champ à l'aide d'un micromètre. La longueur trouvée, — dans les conditions où il faut se placer, avec un objectif n° 2 de Nachet ou n° 3 de Verick, pour avoir 1/5 de millimètre comme côté du carré du quadrillage, — est de 0^{mm},656 pour le diamètre du champ. Sa superficie égale donc 0^{mm},338 (1) ; — celle du quadrillage (qui représente un carré de 0^{mmq},20 de côté) égale 0^{mm},04. Le rapport entre ces deux surfaces est représenté par $\frac{0,^{mmq}338}{0^{mmq},040}$ c'est-à-dire 8,5, en forçant très-légèrement les résultats. Le champ du micros-

(1) D'après la formule de la surface du cercle πR^2 :

$$3,1416 \quad 0,656 \times \left(\frac{0656}{2}\right)^2 = 0^{mmq} 338.$$

cope est donc 8,5 fois plus grand que le quadrillage.

Supposons que le quadrillage contienne 210 globules rouges; le champ comprendra $210 \times 8,5 = 1800$ globules rouges environ. Comptant les globules blancs contenus dans un champ, nous les aurons comptés par rapport à 1800 rouges; comptant ensuite dans dix champs différents, nous les aurons comptés par rapport à $1,800 \times 10 = 18,000$ globules rouges.

Tel est ce procédé que nous considérons comme d'une exactitude très-suffisante. Il faut remarquer, en effet, que l'on arrive à connaître le chiffre des globules blancs par rapport à 15,000 ou 20,000 globules rouges, chiffre que l'on pourrait encore augmenter en répétant 2 ou 3 fois les numérations dans dix champs. Mais par des expériences comparatives très-rigoureuses, nous nous sommes assuré que la moyenne de la numération dans dix champs répétée plusieurs fois était toujours sensiblement la même.

Connaissant le chiffre des globules blancs contenus dans dix champs, rien n'est plus facile que d'en obtenir le nombre par millimètre cube.

Les dix numérations sont faites; on prend la moyenne.

Cette moyenne représente évidemment le nombre des globules blancs contenus dans un champ.

En divisant par 8,5 le nombre des globules blancs contenus dans un champ, on a la moyenne par quadrillage. — Il suffit alors, comme pour les globules rouges, selon la méthode de M. Hayem, d'en multiplier le chiffre par $125 \times 201 = 25.125$.

Un tableau publié dans la thèse de mon ami, le

Dr Fouassier, permet d'obtenir ces résultats, sans calculs, à la simple lecture (1).

Dans le dernier paragraphe de ce chapître nous donnerons, à propos des globules blancs, quelques recommandations sur les soins à apporter à leur numération.

§ V.

C'est également du sérum de M. Grancher que nous nous sommes servi dans toutes nos observations. Sa formule est, on le sait, la suivante :

Sulfate de soude. 1
Eau distillée. . . . . 40 ou 45

En présence de la solution de sulfate de soude, les globules rouges jouissent d'une propriété endosmotique particulière. Ils se gonflent sous l'influence de ce sérum artificiel, et deviennent sphériques. Cette nouvelle forme présente pour la numération des avantages considérables ; on peut dire même qu'elle est une condition indispensable pour une bonne numération.

Que l'on fasse une préparation avec un liquide qui maintienne la forme des globules, ceux-ci, en vertu de leur forme discoïde, paraîtront infailliblement de face ou de profil, ou de trois quarts. Ils seront alors représentés sous le champ du microscope, soit par un corps circulaire, soit par une simple ligne, soit par une sorte de bissac ou d'haltères, tous plus ou moins réunis et entrecroisés. L'expérience apprend vite qu'une numération est presque impossible dans des conditions semblables. Que les globules soient sphériques, tous

(1) Fouassier. Thèse de Paris. 1876.

apparaîtront circulaires ; nul ne masquera l'autre et chacun sera également distinct à l'œil de l'observateur. Peu importe si les globules ont perdu leur forme vraie il ne s'agit pas ici d'examiner leur état physique, mais de les compter avec exactitude.

L'endomose du sérum laisse au globule rouge sa coloration, ce qui permet, avec la différence du volume, de le distinguer très-aisément du globule blanc. On peut même, à première vue, apprécier le plus ou moins de coloration du globule et se faire une première idée de la richesse en hémoglobine. Les globules blancs ne subissent aucune modification notable ; ils restent sphériques et conservent même, pendant une demi-heure une partie de leurs mouvements amiboïdes.

Le sérum au sulfate de soude présente, en outre les grands avantages de pouvoir se conserver très-longtemps intact et de se préparer, du reste, avec la plus extrême facilité.

Ajoutons qu'on s'est assuré par des expériences absolument concluantes que le sérum artificiel ne détruit aucunement les globules. Le fait suivant que, pour notre part, nous avons répété maintes fois, le prouve surabondamment. On laisse en place une préparation faite avec la solution de sulfate de soude, pendant douze ou vingt-quatre heures, après avoir compté les globules avec une exactitude scrupuleuse ; si l'on a soin d'entretenir une couche mince de liquide entre les deux lamelles pour empêcher l'évaporation, on retrouve les globules blancs et rouges intacts, non-seulement quant à leur nombre, mais aussi quant à leur forme.

Cette preuve en faveur du sérum au sulfate de soude ne laisse subsister aucun doute.

Nous avons cru devoir insister sur le procédé de numération des globules blancs et sur le sérum pour cette raison, que si l'on parvient à démontrer la supériorité d'un procédé, on a chance de le voir accepté par le plus grand nombre. Or, quand il s'agit de ces sortes de recherches, nous croyons qu'il est d'un intérêt capital que des procédés identiques soient employés par les différents expérimentateurs. C'est à cette condition seulement que les observations pourront former un faisceau puissant et devenir profitables à la science.

Il faut ajouter, du reste, que la plupart des observateurs, dans beaucoup de recherches déjà faites et à faire, ont employé ou emploient maintenant le procédé de numération des globules blancs indiqué par M. Grancher ainsi que le sérum artificiel au sulfate de soude.

§ VI.

Nous avons aussi, dans un certain nombre de cas, pratiqué des dosages d'hémoglobine en nous servant de l'appareil très-simple de M. Malassez (1).

(1) Voici la description de l'appareil de M. Malassez donnée par lui-même à la Société de biologie dans sa séance du 28 octobre 1876. Bulletin de la société pour 1876.

I. DESCRIPTION. — Cet appareil se compose :

1° D'un écran percé à son centre de deux trous circulaires très-rapprochés l'un de l'autre, et placés sur une même ligne horizontale.

2° Derrière l'un des trous (celui de gauche), se place le réservoir d'un *Mélangeur Potain* modifié : au lieu d'être sphérique ou ovoïde, ce réservoir présente deux faces opposées planes et parallèles, et qui, dans tous

A la fin de chacun de nos chapitres nous donnons ces résultats. Il est même un moyen d'interprétation

ces nouveaux mélangeurs, se trouvent toujours à la même distance l'un de l'autre. Les solutions sanguines qui se trouveront dans ce réservoir seront donc toujours vues sous une même épaisseur : et si elles sont faites au même titre, les variations de coloration qu'elles présenteront seront évidemment dues à des différences dans le pouvoir colorant du sang employé.

Le mélangeur est maintenu verticalement par un anneau élastique qui entoure sa longue portion ; son extrémité supérieure vient butter contre une lamelle de caoutchouc, ce qui empêche la solution sanguine de s'écouler pendant la durée de l'observation.

3° Derrière le second trou de l'écran se trouve un prisme ayant la couleur d'une solution aqueuse du sang. C'est une cuve prismatique en verre, dans laquelle a été hermétiquement enfermée une gelée glycérinée teintée avec du picrocarbonate d'ammoniaque. (Cette gelée glycérinée paraît se conserver merveilleusement ; j'en ai examiné au commencement de cet été, qui datait de trois ans et n'était nullement altérée.) Ce prisme est placé sur un chariot qui peut être mû dans la verticale à l'aide d'une crémaillère. En faisant descendre ou monter le chariot, des portions plus ou moins épaisses du prisme passent devant l'écran, et on obtient ainsi des colorations plus ou moins intenses. On pourra donc chercher et trouver un point de prisme donnant la même valeur de ton qu'une solution de sang placée dans le mélangeur derrière l'autre trou ; on pourra aussi juger de ce ton par la position du prisme. Cette position est déterminée par une échelle graduée que porte un des côtés du prisme, et qui, dans les moments de celui-ci, vient passer devant une petite aiguille fixe.

4° Derrière le mélangeur et le prisme, se trouve une plaque de verre dépoli destinée à diffuser la lumière et à la rendre blanche avant qu'elle traverse les milieux colorés ; l'expérience ayant démontré que, dans ces conditions, les différences de teintes sont mieux saisies par l'œil de l'observateur.

Telles sont les différentes parties de l'appareil. L'écran, qui est formé de pièces mobiles, peut se replier sur elles, et constitue une boîte très-portative (20 centimètres de long sur 10 de large et 3 d'épaisseur). Les deux trous de l'écran peuvent être obturés en sorte que la boîte peut être close complètement.

II. Graduation. — Pour graduer l'instrument, j'ai fait une série de solutions sanguines avec du sang de chien et de l'eau distillée, depuis 4 jusqu'à 16 de sang pour 1,000 de mélange. Ces solutions ont été successivement introduites dans le mélangeur, et j'ai déterminé avec le plus

des chiffres que nous proposons et que nous expliquons page 57.

Quelle est la valeur des résultats donnés par le colorimètre de M. Malassez ? Son auteur affirme qu'il s'est as-

grand soin quelle était pour chacune d'elles la position du prisme qui donnait une couleur semblable à celle de la solution observée ? Un trait étant marqué à chacune de ces positions, j'ai eu, de cette façon, une échelle de coloration dont chaque degré correspondait à une solution ne différant des voisines que de 1 millième.

Cela étant fait, mon ami M. le docteur Picard a bien voulu m'analyser un autre échantillon du sang de chien au moyen de la pompe à mercure, et m'indiquer, avec toute la précision qu'il est possible d'obtenir par ce procédé d'analyse, la capacité respiratoire de ce sang, c'est-à-dire la quantité maxima d'oxygène que peut absorber une quantité déterminée de ce sang, soit 100 cent. cubes.

J'ai alors exactement déterminé à quel degré de mon échelle de coloration correspondait une solution au centième de ce sang, et j'ai inscrit ce niveau, le chiffre indiquant la capacité respiratoire trouvée par l'analyse ; mais, au lieu de rapporter cette capacité respiratoire à 100 centim. cubes de sang (ce qui se fait habituellement), j'ai pensé, vu les applications spéciales de l'appareil, qu'il était préférable de la rapporter au millimètre cube. Ainsi, au lieu d'écrire 13 cent. cubes, j'ai écrit 50 millim. cubes. La valeur de ce degré étant fixée de cette façon, celle des autres degrés s'en est suivie naturellement.

III. Procédé opératoire. — Les opérations nécessaires pour faire une analyse de sang avec cet appareil sont les suivantes :

1º Faire au moyen du mélangeur une solution au centième du sang à analyser ; on emploiera de l'eau distillée ou simplement de l'eau filtrée ; les précautions à prendre sont les mêmes que s'il s'agissait de faire un mélange pour la numération des globules.

2º Fixer le mélange sur l'écran, de façon que son réservoir corresponde exactement au trou de l'écran et que son extrémité inférieure se trouve fermée par la lamelle de caoutchouc.

3º Placer le prisme dans une position telle qu'il donne une couleur ayant la même valeur de ton que la solution sanguine.

Pour cela, on se place devant une fenêtre donnant une belle lumière diffuse ; s'il existe des nuages, ou les fixera ; prenant alors l'écran de la main gauche, on le place à la distance de la vue distincte entre la lumière et soi. La main droite passe derrière l'écran et, tournant le bouton qui commande la crémaillère, fait monter ou descendre le prisme jusqu'à ce que la concordance se soit produite... ; pour se bien assurer

suré que ses chances d'erreur sont peu considérables.
Nous avons accepté l'affirmation de M. Malassez sans
pouvoir la vérifier par nous-même.

§ VII.

Nous avons dit plus haut (1) que, dans la numération des globules blancs, il fallait compter ceux-ci dans
le champ entier du microscope. Cette opération est toujours d'une certaine délicatesse : car il faut, parmi un
nombre très-considérable de globules rouges, avoir
soin de ne laisser échapper aucun globule blanc. L'ha-
bitude est en cela le meilleur maître. Cependant on ne
saurait trop recommander de procéder avec méthode.
On compte tout d'abord, par exemple, les globules
blancs contenus dans le quadrillage ; puis on commence en un endroit donné de la préparation, pour faire
ensuite le tour du champ et revenir au point de départ.

Il suffirait du reste d'ajouter quelques lignes à l'ocu-
laire quadrillé de M. Hayem, — comme le représente
la figure ci-dessous, — pour faciliter énormément la
numération (2).

d'avoir atteint ce point, on le dépasse légèrement dans un sens puis dans
l'autre.

4° Il ne reste plus qu'à constater le degré de l'échelle qui se trouve
indiqué sur la petite aiguille fixe. Le chiffre correspondant donne le
pouvoir colorant du sang ou plutôt la capacité respiratoire d'un millimètre cube de ce sang.

Quand le sang à analyser est très-pâle (ce dont on s'aperçoit quand le
sang pénètre dans le tube capillaire du mélangeur), il est plus exact de
faire une solution à 2 p. 100 ou au cinquantième ; on prendra alors la
moitié du chiffre trouvé sur l'échelle ; inversement si le sang était trop
foncé.

(1) Page 24.

(2) Les lignes ponctuées de la figure représentent les traits à ajouter.

Il s'agirait simplement de tracer en dehors du quadrillage et de prolonger jusqu'à la circonférence les
deux diagonales du carré; on pourrait aussi ajouter au
milieu de chaque segment un trait parallèle aux côtés
du quadrillage.

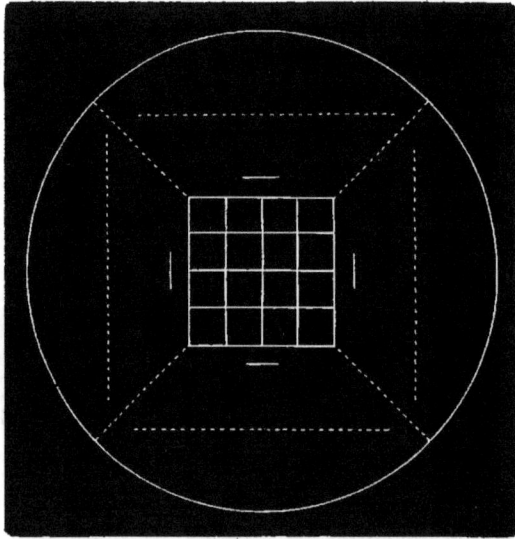

Il existe des globules rouges plus gros et plus pâles
que les globules ordinaires. Parfois une attention sou-
tenue est nécessaire pour les différencier des globules
blancs. On les reconnaîtra en ce qu'ils sont moins gros
cependant que ces derniers, plus foncés, et, — c'est ce
signe surtout qu'il faut considérer, — beaucoup moins
brillants. Malgré la forme sphéroïdale prise par les
globules rouges sous l'influence du sérum artificiel, il
est possible le plus souvent de saisir un double contour
chez ces gros globules, en élevant et en abaissant le
tube du microscope.

Il est de la plus haute importance de placer le microscope et la préparation, lorsqu'on est occupé à la faire, sur un plan parfaitement horizontal. Sinon, du côté le plus déclive, les globules se massent en grand nombre et deviennent clair-semés du côté opposé, ce qui est éminemment propre à fausser les résultats.

Pour empêcher l'évaporation de la gouttelette de la cellule, et la déformation des globules, il est nécessaire de faire pénétrer une couche de liquide entre les deux lamelles. Cette couche de liquide doit être très-mince : s'il en était autrement, elle pourrait, en soulevant la lamelle superieure, donner à la hauteur qui sépare celle-ci du fond de la cellule plus de 1/5 de millimètre ; inconvénient que l'on doit éviter, puisque, pour avoir des chiffres exacts, il est nécessaire d'opérer sur un cube ayant 1/5 de millimètre de côté. Il faut donc n'introduire qu'une très-petite quantité d'eau : et pour cela, nous nous sommes servis avec grand avantage d'un pinceau fin que l'on imbibe très-légèrement. On peut, en outre, le manier avec délicatesse, ce qui expose moins que par tout autre procédé à gâter la préparation.

L'eau, dont on se sert pour la solution de sulfate de soude, doit être chimiquement pure ; le sulfate de soude doit l'être également. Il faut avoir soin de boucher les flacons où se trouve le sérum artificiel, et, si ce liquide se trouble tant soit peu, le filtrer immédiatement.

Après chaque opération, il est nécessaire de nettoyer

le tube capillaire, de même qu'il est utile de faire passer, de temps à autre, un courant d'eau distillée très-propre dans la pipette, surtout si l'on est resté quelque temps sans en faire usage. — Pour le tube, aspirer et rejeter à plusieurs reprises de l'eau distillée est encore ce qui nous semble préférable. On pourrait se servir de la solution de sulfate de soude; mais cette dernière a sur l'eau distillée le désavantage d'adhérer aux parois du tube capillaire et d'en être chassée avec moins de facilité. — Quant à l'alcool, il doit être, à notre avis, rejeté en vertu du pouvoir coagulant qu'il exerce sur l'albumine; on comprend, en effet, que son emploi laisse plus de chance aux obstructions du capillaire. D'un autre côté, une quantité d'alcool très-minime suffirait pour empêcher l'osmose de s'accomplir, et, partant, les globules de prendre la forme sphérique qui leur est nécessaire.

Mais si le tube se trouve bouché en totalité ou en partie par un caillot, comment faire pour l'en débarrasser? Si le tube est obturé complètement, il faut d'abord employer un brin de crin résistant, auquel on fait parcourir la longueur du tube. Une fois la circulation un peu rétablie, on nettoiera très-vite le capillaire en faisant passer un courant de solution d'hydrate de potasse chaude et moyennement concentrée. C'est ce dernier moyen qu'il faut naturellement employer lorsque la lumière du tube n'est qu'en partie obstruée.

Une dernière précaution à prendre avant de puiser le sang sur la gouttelette que l'on a fait sortir du doigt, c'est d'*aspirer* fortement un courant d'air; on sèche ainsi le tube, ce qui est une première condition ; puis on n'a plus à craindre d'avoir, à l'intérieur du tube, une colonne interrompue d'air et d'eau, chose fréquente si l'on n'y prend garde et qu'il faut soigneusement éviter.

Ces considérations, qui paraîtront peut-être banales, sont importantes, cependant, parce que dans les opérations délicates et longues de la numération des éléments figurés du sang, le moindre obstacle suffit à perdre un temps précieux. Or, signaler ces obstacles, c'est assez pour les faire éviter.

DEUXIÈME PARTIE

CHAPITRE II

DU NOMBRE DES GLOBULES ROUGES ET BLANCS CHEZ L'HOMME ADULTE, A L'ETAT SAIN

§.

Au milieu des incertitudes si considérables qui en tourent encore la physiologie des globules rouges et blancs du sang, il est un point qui mérite tout particulièrement de fixer l'attention des expérimentateurs; c'est celui du chiffre normal de ces éléments chez l'homme, à l'état sain.

Le chiffre des globules rouges, depuis le perfectionnement des appareils destinés à les compter, a été considéré par tous les auteurs comme pouvant varier chez l'adulte entre 5,000,000 et 6,000,000 par millimètre cube de sang. Il faut reconnaître toutefois que l'appareil de M. Mallassez donne des chiffres un peu moins élevés.

En ce qui concerne les globules blancs les différents observateurs semblaient avoir accepté, sans expériences nouvelles, le chiffre anciennement donné par les auteurs de 1 globule blanc environ pour 300 globules rouges.

M. Grancher eut l'idée d'utiliser les progrès réalisés

par les nouveaux appareils à la recherche du chiffre physiologique des globules blancs du sang, des globules rouges et de leur rapport.

Mais il fallait, avant tout, déterminer un procédé de numération des globules blancs assez exact pour le soustraire à toute cause d'erreur et, pour ainsi dire, à toute critique ; c'est alors qu'il établit le procédé de numération des globules blancs dans dix champs ; procédé que nous avons exposé plus haut (1) avec quelques détails.

C'est le résultat de ces observations, pour lesquelles notre cher maître nous avait convié à l'aider, que nous allons publier ici, avec les tracés à l'appui.

§.

Ces observations sont au nombre de sept.

Elles ont porté sur sept adultes hommes de 19 à 32 ans, tous dans des conditions de santé irréprochables.

Voici le détail de l'âge des sujets en expérience :

Observation	1	19 ans.
Observation	2	19 ans.
Observation	3	24 ans.
Observation	4	24 ans.
Observation	5	26 ans.
Observation	6	26 ans.
Observation	7	32 ans.

Pendant le temps qu'ont duré les observations chacun a suivi son régime de vie ordinaire, ayant soin seulement d'éviter tout excès.

L'alimentation a été la même que de coutume et peut être évaluée ainsi : 2 repas par jour, onze heures ou midi et six heures ; le matin œufs, cotelette ou beef-

(1) Voir première partie, § IV.

teack, dessert ; le soir potage, entrée, rôti, légume, sa-
lade, dessert ; par jour une bouteille à une bouteille et
demie de vin. Café pour la plupart, matin et soir.

Les numérations ont été faites chaque jour dans l'ordre
suivant pour chacun des sujets en expérience : avant
le repas du matin première numération ; une, deux ou
trois numérations entre ce repas et celui du soir ; après
ce dernier une ou deux nouvelles numérations ; total,
cinq, six, parfois sept numérations.

Inutile de dire que les soins les plus minutieux ont
été apportés à toutes ces observations. Le plus souvent
même, on ne s'est pas contenté pour les globules blancs
de la numération dans 10 champs, elle a été faite dans
20 et dans 30.

Le 27 mai 1876, M. Grancher présenta à la Société de
Biologie les résultats de ses expériences, en même temps
qu'il donnait la formule du sérum qui lui avait servi
et sa méthode de numération des globules blancs.
M. Grancher a bien voulu nous permettre de publier
ici les observations détaillées. Nous prendrons comme
point de départ les conclusions auxquelles il est arrivé,
en présentant, à l'appui, l'analyse même des observations.

§

1° « Le nombre physiologique des globules rouges
chez les adultes bien portants varie de 5 à 6 millions
par millimètre cube. »

Ces chiffres sont d'accord avec ceux de tous les expérimentateurs. On verra seulement trois numérations
sur le grand nombre de celles qui ont été faites dans les

sept tracés donner un chiffre de globules rouges inférieur à 5 millions. La ligne supérieure ne monte pas
non plus au-dessus de 6 millions (1). Du reste, chez une
seule personne, — un de nos amis qui jouit d'une santé
des plus robustes et d'une apparence très-pléthorique,
parmi beaucoup dont nous avons examiné le sang, —
les globules rouges se sont trouvés notablement au-
dessus du chiffre de 6,000,000.

2° « Le nombre physiologique des globules blancs
est beaucoup plus variable : il oscille de 3,000 à 9,000
par millimètre cube, »

Observation 4.	Le chiffre des globules blancs est compris entre	3,000 et	4,000
Observation 2.	—	3,000 et	4,000
Observation 7.	—	2,000 ct	4,000
Observation 6.	—	3,000 et	5,000
Observation 5.	—	4,000 et	7,000
Observation 3.	—	7,000 et	10,000
Observation 1.	—	3,000 et	13,000

En résumé, quatre fois les globules blancs ont été
de 2,000 à 4,000 par millimètre cube ;

Une fois de 4,000 à 7,000 ;

Deux fois de 3,000 et 7,000 à 10,000 et 13,000, mais
il faut remarquer qu'une seule fois dans cette observation le chiffre des globules blancs atteint 13,000; il a
été impossible de déterminer sous quelle influence de
reste du temps, la courbe oscille entre 3,000 et 7,000.

Il faut remarquer que quatre fois sur sept le chiffre
des globules blancs s'est tenu dans des limites très-
basses.

« 3° Le nombre des globules blancs paraît dépendre

(1) Une seule fois pendant quelques heures, dans l'observation qui
fait l'objet de la planche I.

de l'individu beaucoup plus que des conditions qui l'entourent : ainsi le repas n'a pas toujours, tant s'en faut, la même influence. Sur un seul sujet le repas a paru amener une légère leucocytose. Sur tous les autres, il n'a pas changé le nombre de globules blancs ; souvent même ce nombre était abaissé au moment de la digestion. De sorte qu'il est permis de se demander s'il existe vraiment une leucocyte physiologique.

De même les diverses heures de la journée, l'état de la température, etc., n'appportent aucune modification régulière et constante dans le chiffre des globules blancs. »

Chacun semble, en effet, avoir, en quelque sorte sa courbe personnelle, pour les uns assez variable, pour les autres affectant, au contraire, presqu'une ligne droite. Exemple : pour le premier cas, les observations 1, 3, 5, 6 ; pour le second, les observations 2, 4, 7.

Il est facile de s'assurer que l'influence des repas est très-diverse, tantôt amenant une augmentation, tantôt une diminution ; si bien qu'il semble plus exact de dire que le repas est sans influence sur les variations des globules blancs, variations qui obéiraient, quand elles existent, à une cause tout à fait insaisissable.

Un seul tracé semble d'accord avec ce que l'on est convenu d'appeler la leucocytose physiologique : c'est le tracé numéro 3 ; on y lit, en effet, les résultats suivants :

12 Février	11 h. m.		3 h. s.
	6,500	repas à 12 h.	10,100 augm.
	6 h. s.		9 h. s.
	9,200	repas à 6 h. 1/2	10,100 augm.
13 Février. —	6 h. s.		10 h. s.
	7,100	repas à 6 h. 1/2	10,100 augm.

14 Février	— 11 h. m.		2 h. s.	
	7,100	repas à 12 h.	9,600	augm.
15 Février	11 h. m.		3 h. 1/2 s.	
	5,000	repas à 12 h.	7,000	augm.
	3 h. 1/2 s.		8 h. s.	
	7,000	repas à 6 h.	9,000	agm.

Tous ces résultats sont concordants pour montrer une légère augmentation après chaque repas.

Mais à côté de ce tracé il en existe six autres qui ne lui ressemblent en rien ; prenons pour exemple le numéro 4. La première numération qui suit le repas montre une légère diminution ; la seconde, après le repas, une augmentation des plus minimes ; enfin, la troisième donne un chiffre absolument égal à celui observé avant le repas. En examinant tous les autres tracés, il est facile de se convaincre qu'il en est de même que pour le tracé numéro 4. Car les observations prises en même temps aux différentes heures de la journée sur deux sujets différents, soumis aux mêmes causes, ne suivent que très-rarement une marche parallèle ; si bien que l'on ne saurait invoquer ni l'heure de la journée, ni la température, etc. (Conclusion n° 2.)

4° « Le nombre des globules rouges et blancs varie peu dans le cours de la journée pour le même individu. »

Nous avons vu dans le tableau annexé à la conclusion 2 que le chiffre des globules blancs oscille pour une même personne entre des chiffres peu éloignés : 2,000 et 4,000, 5,000 et 7,000.

Il n'en est pas tout à fait de même pour les globules rouges ; nous trouvons là des variations un peu plus considérables : mais il est à remarquer que ce ne sont que des variations très-passagères et dont se détache très-clairement une moyenne.

Le nombre des globules rouges est-il augmenté par la digestion? Les tracés ne sont pas affirmatifs. Presque partout on remarque après le repas une légère augmentation ; mais il est certaines observations (tracés n° 2 et n° 7) qui fournissent, au contraire, une diminution.

5° « Le nombre des globules blancs d'un individu ne paraît pas dépendre de son âge (dans les limites indiquées de 20 à 32 ans), ni du nombre de ses globules rouges. »

La comparaison des observations le montrera clairement. Pour l'âge :

Age 32 ans. Tracé n° 7. 5,000,000 gl. rouge. 3,000 gl. bl. en moyenne.
Age 19 ans. Tracé n° 2. 5,000,000 gl. rouge. 3,000 gl. bl. en moyenne.

De même qu'il peut aussi avec l'âge exister des différences notables :

Age 24 ans. Tracé n° 3. 5,700,000 gl. rouge. 7,000 à 9,000 gl. bl.
Age 19 ans. Tracé n° 2. 5,500,000 gl. rouge. 3,000 gl. bl. en moyenne.

Pour le nombre des globules rouges :

Tracé n° 1.   5,500,000 globules rouges   9,000 globules blancs.
Tracé n° 4.   5,500,000 globules rouges   3,000 globules blancs.
Tracé n° 6.   5,500,000 globules rouges   4,500 globules blancs.

6° Quel est le rapport physiologique des globules blancs aux globules rouges?

B		
7	8	9

Observations physiologiques. —— M.r E. Plessard (19 ans).

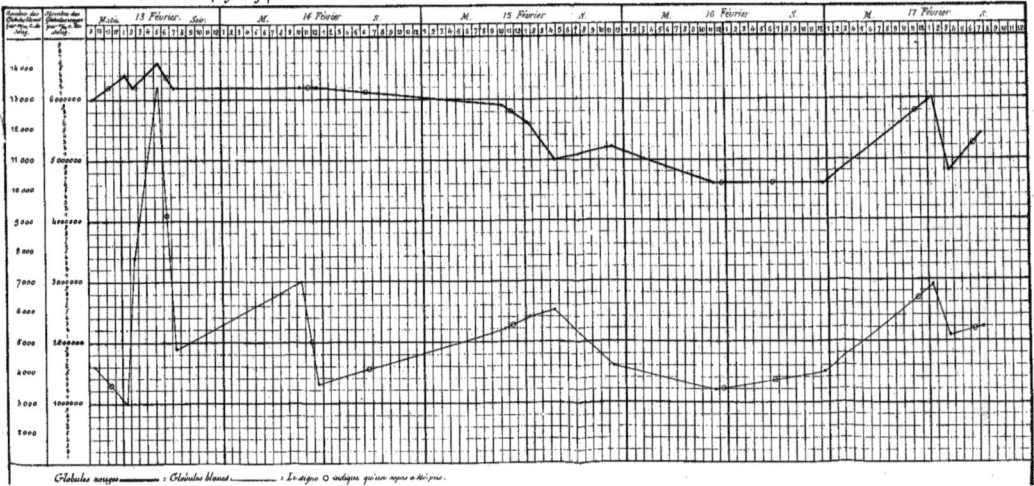

13 Février	14 Février	15 Février	16 Février	17 Février

Globules rouges ———— : Globules blancs ———— : Le signe O indique qu'on nous a été pris.

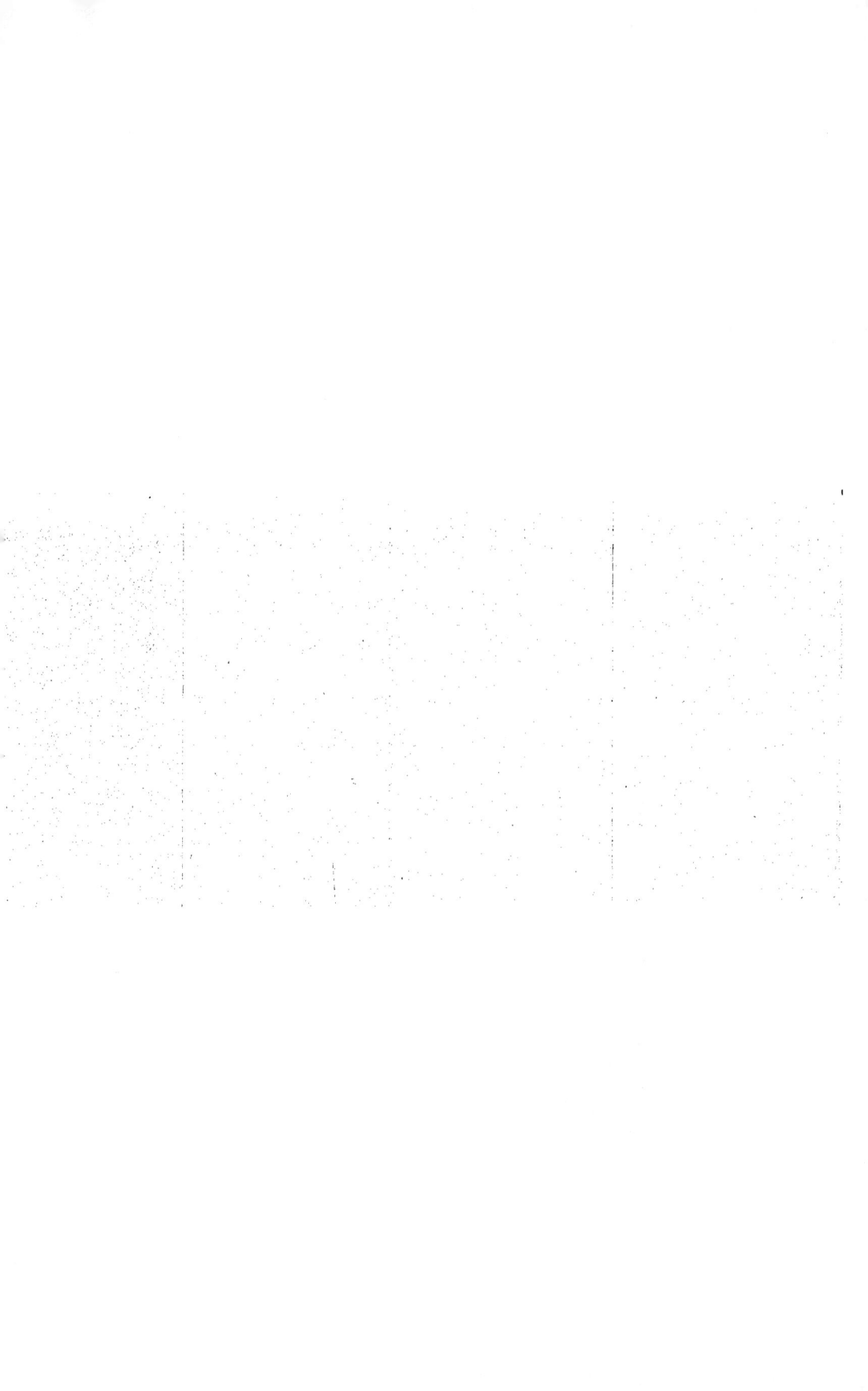

J. Dallidel (19 ans) Observations physiologiques.

14 février soir matin 15 Février soir

Nbre des globules blancs par m.c. de sang.	Nombre des Globules rouges par m.c. de sang.
000	
000	6 000 000
000	
000	5 000 000
0 000	
9 000	4 000 000
8 000	
7 000	3 000 000
6 000	
5 000	2 000 000
4 000	
3 000	1 000 000
2 000	

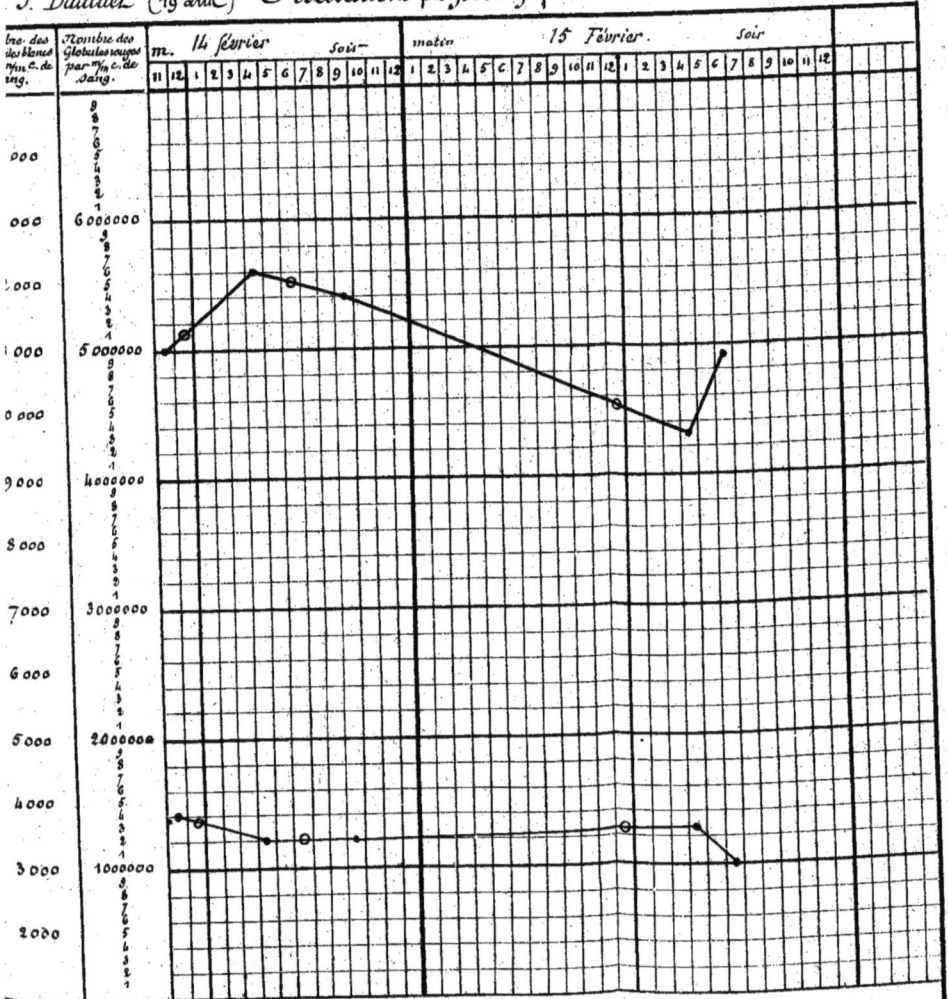

Globules rouges _____ : Globules blancs _____ : Le signe O indique qu'un repas a été pris.

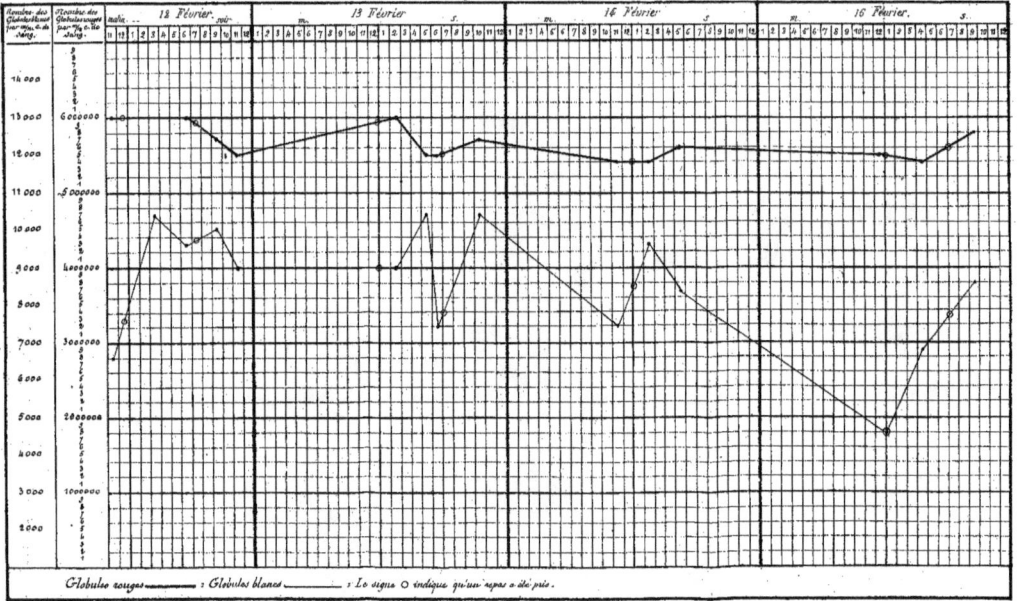

Planche. III.

Observations physiologiques. ———— Mr. Georges Pruvot (24 ans)

Globules rouges ———— : Globules blancs ———— : Le signe O indique qu'un repas a été pris.

Planche. IV.

Mr Gabriel Patrigeon (21 ans) Observations physiologiques.

Nombre des Globules blancs par m/m. c. de Sang.	Nombre des Globules rouges par m/m. c. de Sang.	24 Février.		Soir.		matin		25 Février		Soir.		

14 000

13 000 6 000 000

12 000

11 000 5 000 000

10 000

9 000 4 000 000

8 000

7 000 3 000 000

6 000

5 000 2 000 000

4 000

3 000 1 000 000

2 000

Globules rouges ————— : Globules blancs —————— : Le signe O indique qu'un repas a été pris.

Planche _ V.

Observations physiologiques. — Mr Angel Pouassier (26 ans)

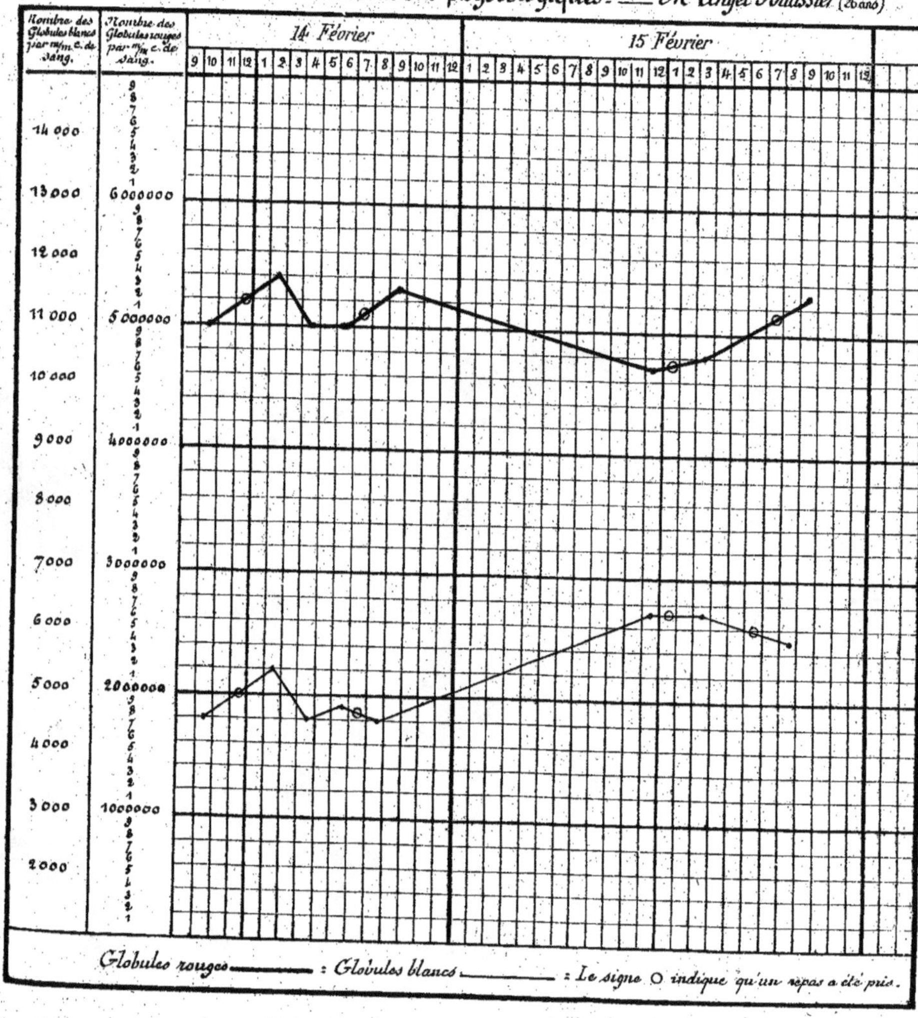

Nombre des Globules blancs par m/m c. de sang.
Nombre des Globules rouges par m/m c. de sang.
14 Février
15 Février
9 10 11 12 1 2 3 4 5 6 7 8 9 10 11 12
1 2 3 4 5 6 7 8 9 10 11 12 1 2 3 4 5 6 7 8 9 10 11 12
14 000
13 000
12 000
11 000
10 000
9000
8000
7000
6000
5000
4000
3000
2000
6000000
5000000
4000000
3000000
2000000
1000000
Globules rouges ——— : Globules blancs ——— : Le signe O indique qu'un repas a été pris.

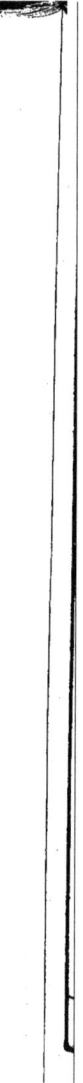

Planche. VI.

M.ʳ Théodore Minière (26 ans.) Observations physiologiques.

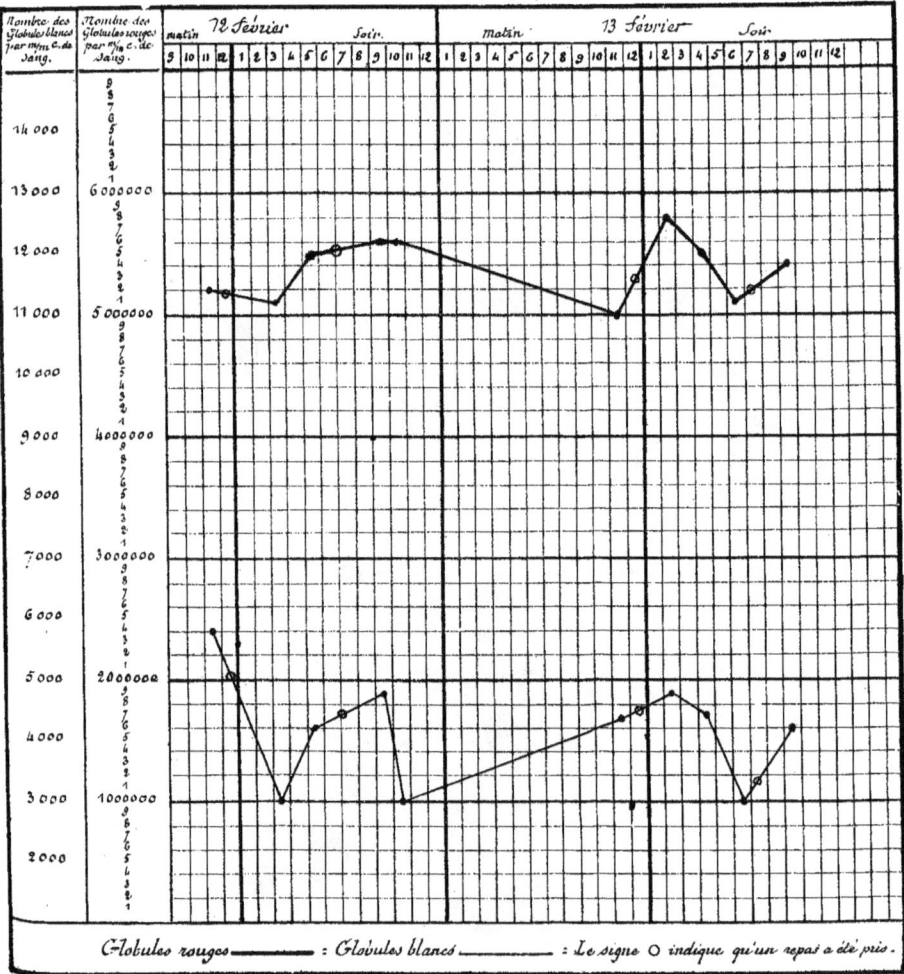

Nombre des Globules blancs par m/m c. de sang.	Nombre des Globules rouges par m/m c. de sang.	matin	12 Février	Soir.	matin	13 Février	Soir.

matin 9 10 11 12 | 1 2 3 4 5 6 7 8 9 10 11 12 Soir. | 1 2 3 4 5 6 7 8 9 10 11 12 matin | 1 2 3 4 5 6 7 8 9 10 11 12 Soir.

14 000 — 8 7 6 5 4 3 2 1

13 000 — 6 000 000

12 000 — 9 8 7 6 5 4 3 2 1

11 000 — 5 000 000 — 9 8 7 6 5 4 3 2 1

10 000 — 9 8 7 6 5 4 3 2 1

9 000 — 4 000 000 — 9 8 7 6 5 4 3 2 1

8 000 — 9 8 7 6 5 4 3 2 1

7 000 — 3 000 000 — 9 8

6 000 — 7 6 5 4 3 2 1

5 000 — 2 000 000 — 9 8 7 6 5 4 3 2 1

4 000 — 9 8 7 6 5 4 3 2 1

3 000 — 1 000 000 — 9 8 7 6 5 4 3 2 1

2 000 — 9 8 7 6 5 4 3 2 1

Globules rouges ————— : Globules blancs ————— : Le signe O indique qu'un repas a été pris.

Observations physiologiques. — Mᵉ Grancher (32 ans)

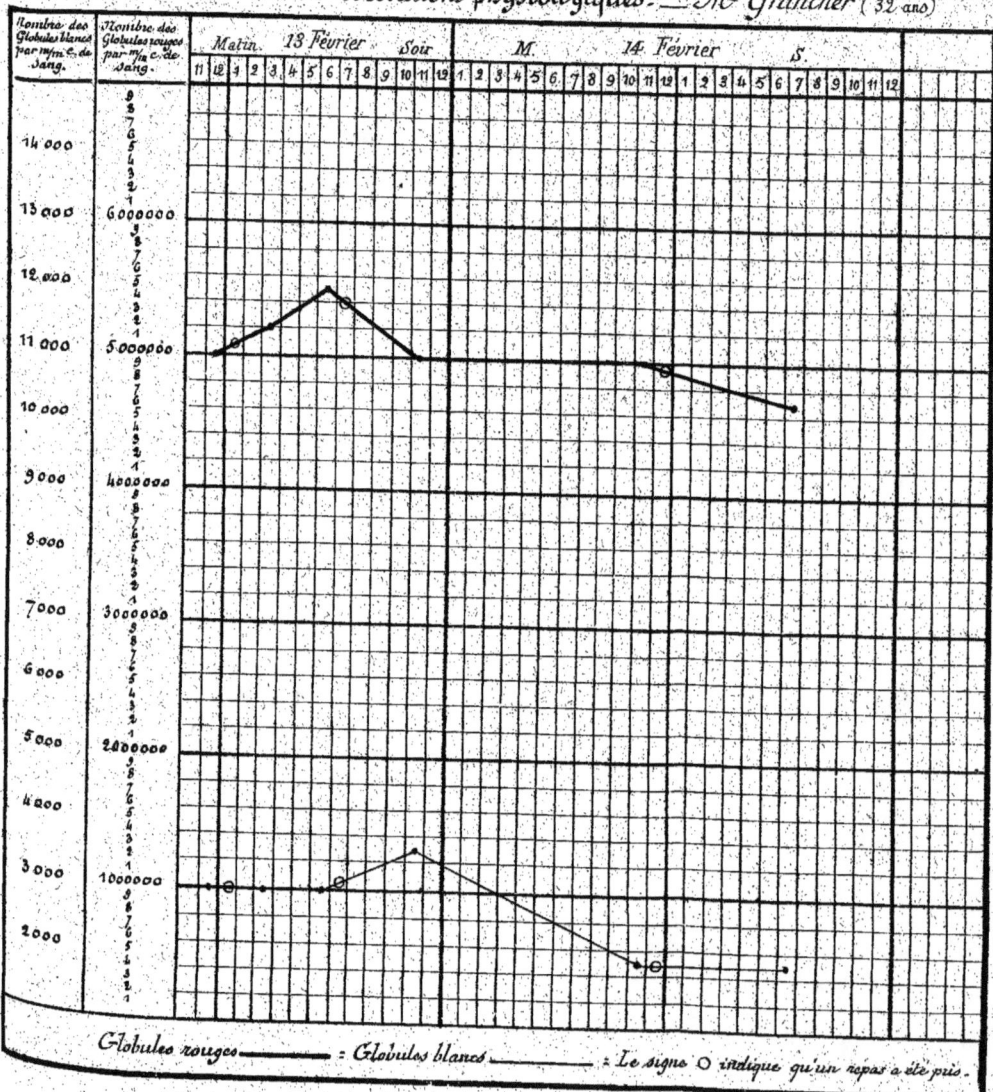

Nombre des Globules blancs par m/m c. de Sang.	Nombre des Globules rouges par m/m c. de sang.	Matin. 13 Février Soir		M. 14 Février S.
14 000				
13 000	6 000 000			
12 000				
11 000	5 000 000			
10 000				
9 000	4 000 000			
8 000				
7 000	3 000 000			
6 000				
5 000	2 000 000			
4 000				
3 000	1 000 000			
2 000				

Globules rouges _____ : Globules blancs _____ : Le signe O indique qu'un repas a été pris.

L'analyse de nos tracés va l'indiquer :

	Chiffre le plus bas.		Chiffre le plus élevé.
Obs. 1. Le rapport oscille entre	1/400	et	1/1700
Obs. 2.	1/1100	et	1/1650
Obs. 3.	1/450	et	1/900
Obs. 4.	1/1250	et	1/1800
Obs. 5.	1/750	et	1/1150
Obs. 6.	1/900	et	1/1800
Obs. 7.	1/1250	et	1/2100

Ce rapport est très-variable suivant les différents individus 1/450 (obs. III), 1/1200 (obs. VII).

Il est variable également pour chaque individu (observation VI 1/900 et 1/1800.

Cependant il ressort clairement de ces chiffres que le rapport 1/300 admis jusqu'ici se trouve beaucoup trop faible. Dans l'observation (obs. III) où le rapport devient le plus bas, on n'a encore que le chiffre 1/450 ; et, par contre, toutes les autres observation, 1/900, 1/1200, 1/1800, 1/2000.

On paraît donc autorisé à dire, d'une façon générale :

« Si l'on voulait établir un rapport moyen des globules rouges et blancs (rapport physiologique) il faudrait prendre un chiffre très-faible, 1/1200 ou 1/1500. »

Les tracés accompagnent ce chapitre.

7° « Le tempérament joue-t-il un rôle dans ces variations des globules blancs? C'est possible, mais non certain, et l'on n'est point autorisé jusqu'ici à tirer de pareilles conclusions. »

TROISIÈME PARTIE

CHAPITRE III.

DU NOMBRE DES GLOBULES ROUGES ET BLANCS DANS PLU-
SIEURS CAS D'ALBUMINURIE. DOSAGE DE L'HÉMOGLOBINE,
HÉMOGLOBINE. TRACÉS, CONCLUSIONS.

Dans le Dictionnaire encyclopédique des sciences médicales (1), M. le professeur Gubler a donné de l'état du sang chez les albuminuriques une discussion assez étendue.

Pour ce maître éminent, la caractéristique de la maladie de Bright serait l'hypoglobulie : la diminution de l'albumine ne viendrait qu'en seconde ligne. De telle façon que, cette diminution de l'albumine pouvant être également constatée dans un grand nombre d'autres diathèses morbides, la perte d'albumine ne saurait être invoquée rationnellement comme cause prochaine des hydropisies.

Ces idées sont appuyées sur un certain nombre de faits empruntés aux analyses de Becquerel et Vernois (2). Dans une série de six analyses, les chiffres des matériaux solides du sérum descendirent à 65,75 p. 1,000, et les globules à 95,25. On sait que les chiffres normaux

(1) Gubler. Dict. encycl. des sc. méd., série I, t. II, p. 450.
(2) De l'albuminurie et de la maladie de Bright, Moniteur des hôpitaux, Paris, 1856, n°ˢ 77 et suiv.

établis par Andral et Gavarret sont, pour les premiers, de 70 (Becquerel donne 80), pour les seconds, de 127. Dans tous les cas, le chiffre des globules est, en effet, tombé relativement beaucoup plus bas que celui de l'albumine.

Il n'entre pas dans notre sujet de discuter le mécanisme par lequel se produisent les hydropisies. Nous ne pourrions que mettre en parallèle l'opinion d'Andral qui affirme que « la diminution de l'albumine dans le sang n'a été trouvée chez l'homme que dans le cas où le sang a perdu d'abord de son albumine par les reins (1), » et celle de Becquerel et Rodier (2), qui pensent qu'un grand nombre d'affections, non accompagnées d'épanchements séreux, peuvent présenter une diminution souvent très-considérable de l'albumine du sang (3).

Dans leur Traité de chimie pathologique, Becquerel et Rodier consacrent une assez longue étude à la maladie de Bright (4).

Malheureusement pour les raisons que nous avons données dans la première partie de ce travail, il n'est guère possible de discuter leurs résultats. Un point nous frappe cependant : c'est le désaccord qui existe

(1) Andral. Essai d'hématologie pathologique. Paris, Fortin et Masson, 1843, p. 153.

(2) Becquerel et Rodier, Op. cit. — Voici quelles seraient ces affections, ou, du moins, un certain nombre d'entre elles : toutes les affections aiguës fébriles en général, les phlegmasies, la fièvre typhoïde, les diètes prolongées, les émissions sanguines répétées, la phthisie, l'anémie, p. 56 et 57.

(3) Il est vrai que ces auteurs n'indiquent pas s'ils ont fait l'analyse concomitante des urines.

(4) Op. cit., p. 167 et suiv.

entre le chiffre des globules de ces premières analyses
et les nouveaux chiffres relatés dans le mémoire de
Becquerel et Vernois. Nous avons vu que, dans ce dernier, le chiffre des globules avait oscillé autour de 95
p. 1,000. Le travail antérieur de Becquerel et Rodier
semble donner des chiffres beaucoup plus élevés. Voici
le résumé de leurs observations :

Mal de Bright aigu (1) :

« *Globules*. — Une fois, les globules furent *au-dessus*
du chiffre 140, trois fois de 130 à 140, six fois de 120 à
130, deux fois de 110 à 120, une fois de 100 à 110 et
deux fois au-dessous de 100. »

Mal de Bright chronique (2) :

« *Globules*. — Trois fois leur chiffre avait dépassé
130, une fois de 120 à 130, cinq fois de 110 à 120, deux
fois de 100 à 110 et deux fois au-dessous de 100. »

On voit qu'il existe parfois un abaissement (surtout
pour le mal de Bright chronique) du chiffre des globules. Mais cet abaissement est loin d'être constant et
se trouve relativement peu considérable, moins considérable, en tout cas, que l'abaissement signalé dans le
travail de Becquerel et Vernois.

Dans leurs mémorables *recherches sur les modifications
de composition de quelques principes du sang* (3), Andral et
Gavarret ont donné quatre observations d'analyse chez
les albuminuriques. Parmi ces observations, deux au
moins ne sont pas assez dégagées des complications
pour présenter toute la valeur désirable. Quant aux

(1) Becquerel et Rodier, Op. cit., p. 169.
(2) Id. p. 173.
(3) Annales de chimie et de physique. Année 1840, t. LXXV, p. 225.

deux autres, elles sont d'une incertitude au moins
égale à celles de Becquerel et Rodier ; nous les pas-
serons sous silence.

Il est une remarque, du reste, qu'il faut faire au
sujet de toutes ces observations. C'est qu'elles em-
brassent, sous le nom général d'albuminerie ou de maladie de Bright, un grand nombre d'états pathologiques
pour lesquels il serait aujourd'hui possible d'établir
des distinctions.

Ainsi, pour prendre le seul ouvrage de Becquerel et
Rodier (1), la maladie de Bright se trouve divisée de
la façon suivante :

D'une part, mal de Bright aigu ;

De l'autre, mal de Bright chronique.

Sous ces deux dénominations, ces auteurs com-
prennent évidemment des cas très-divers (2) pour lesquels il serait imprudent d'assurer *a priori* qu'il n'existe
aucune différence au point de vue des altérations du

(1) Traité de chimie pathologique. Germier Baillière, Paris 1854.

(2) Voici, cité textuellement, le passage qui se rapporte au Bright
aigu ;

« Nous rangeons sous cette dénomination (mal de Bright aigu) un
certain nombre de cas, dont voici les caractères principaux.

Chez un sujet, la plupart du temps fort et bien constitué, on voit sur-
venir en général assez rapidement, et cela soit spontanément, soit plutôt à la suite d'un refroidissement, les accidents suivants : Douleurs
lombaires, accélération du pouls, hydropisie générale de la nature de
celle que l'on appelait autrefois aiguë ou active. Fréquemment il y a
en même temps chaleur de la peau, bronchite aiguë. Enfin comme phé-
nomène constant : urines foncées en couleur, très-acides, chargées souvent de globules sanguins altérés, et surtout d'albumine en quantité
assez considérable. Un pareil état ne dure qu'un certain temps, et soit
spontanément, soit sous l'influence d'agents thérapeutiques convenables,
il se termine par la guérison ou par le passage à l'état chronique. Est-
il utile d'ajouter que l'ensemble de ces symptômes correspond à la mo-

sang. Ils donnent cependant tous leurs résultats en bloc, avec un maximum, un minimum et une moyenne. La raison très-simple, du reste, c'est qu'à l'époque peu éloignée de nous (Andral et Gavarret, 1840, 1841, 1843; Becquerel et Rodier, 1854; Becquerel et Vernois, 1856), où les hématologistes cherchèrent à déterminer l'état du sang dans l'albuminurie, la pathologie rénale n'était pas assez avancée pour leur permettre des diagnostics, quelquefois possibles aujourd'hui pendant la vie et toujours possibles au moins après autopsie.

Les travaux publiés sur le sujet qui nous occupe sont donc fort restreints. Et encore il ne s'agit ici que des travaux d'hématologie par la méthode chimique. Pour ce qui est de la méthode de numération directe, rien encore n'a été fait, croyons-nous. Du moins avons-nous mis à contribution les publications qui pouvaient nous renseigner à cet égard sans aucun résultat.

dification anatomique des reins à laquelle on a donné le nom de congestion ou d'hyperémie? Telle est la maladie de Bright à l'état aigu. »
Becq. et Rod. Op. cit., page 167.
La symptomatologie du Bright chronique est décrite de la façon suivante :
« L'altération des reins caractéristique de la maladie de Bright peut se développer lentement, et, sous ce rapport, deux cas bien différents peuvent se présenter : Tantôt, en effet, la forme chronique succède à la forme aiguë, tandis que dans d'autres cas elle se développe d'emblée et d'une manière sourde et insensible, tantôt simplement, tantôt comme complication d'une maladie organique du cœur, d'une cirrhose du foie etc., etc. Quoi qu'il en soit il n'en est pas moins important de rechercher quelle est la nature de l'altération du sang, qui existe dans la forme chronique, et de savoir si cette altération est semblable à celles que nous venons d'étudier dans la forme aiguë. »
Becq. et Rod. Op. cit., p. 171.

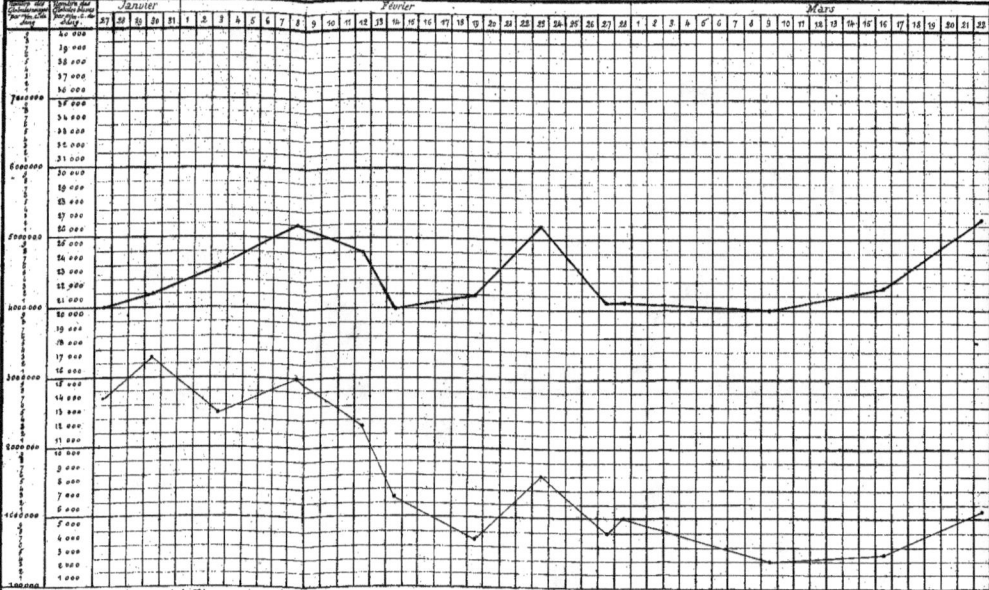

Observ. I. Salle St Vincent, N°7. Néphrite interstitielle.

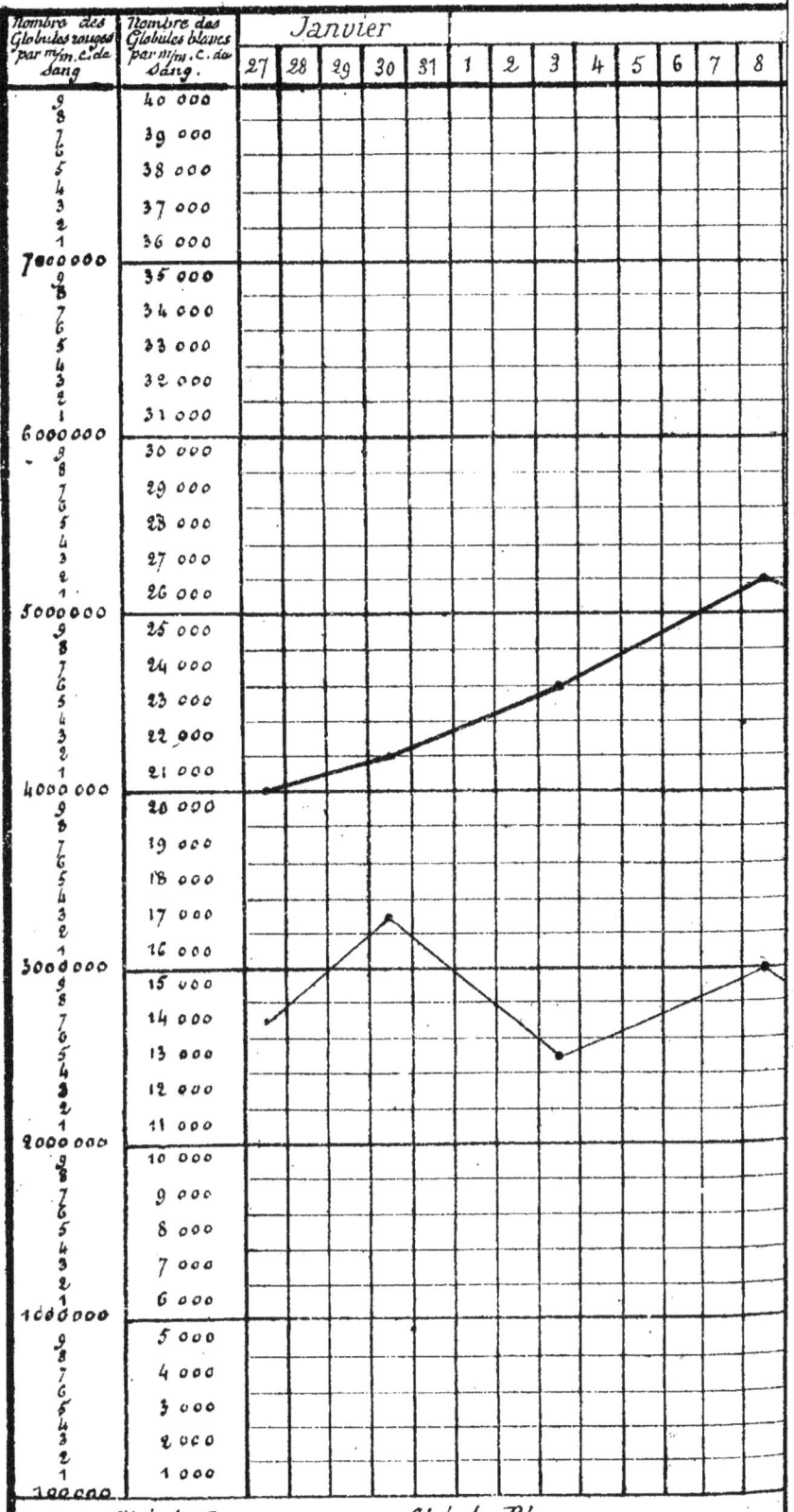

Nombre des Globules rouges par m/m. c. de sang	Nombre des Globules blancs par m/m. c. de sang.	Janvier												
		27	28	29	30	31	1	2	3	4	5	6	7	8
9	40 000													
8	39 000													
7 6	38 000													
5	38 000													
4	37 000													
3	37 000													
2	36 000													
1	36 000													
7 000 000	35 000													
9 8	35 000													
7	34 000													
6	33 000													
5	33 000													
4 3	32 000													
2	31 000													
1	31 000													
6 000 000	30 000													
9 8	30 000													
7	29 000													
6 5	28 000													
4	27 000													
3	27 000													
2	26 000													
1	26 000													
5 000 000	25 000													
9 8	25 000													
7	24 000													
6 5	23 000													
4	22 000													
3	22 000													
2	21 000													
1	21 000													
4 000 000	20 000													
9 8	20 000													
7 6	19 000													
5	18 000													
4	18 000													
3	17 000													
2	16 000													
1	16 000													
3 000 000	15 000													
9 8	15 000													
7	14 000													
6 5	13 000													
4	13 000													
3	12 000													
2	11 000													
1	11 000													
2 000 000	10 000													
9 8	10 000													
7	9 000													
6 5	8 000													
4	7 000													
3	7 000													
2	6 000													
1	6 000													
1 000 000	5 000													
9 8	5 000													
7 6	4 000													
5	3 000													
4	3 000													
3	2 000													
2	2 000													
1	1 000													
100 000														

§

Les observations de numération des éléments figurés du sang que nous avons pu recueillir par nous-même sur des sujets atteints d'albuminurie, sont au nombre de trois.

Le diagnostic porté par M. Grancher était celui de néphrite interstitielle. Aucune de nos observations, malheureusement, n'a été accompagnée d'autopsie : si bien que la confirmation absolue du diagnostic fait défaut.

Une quatrième observation nous a été communiquée par notre maître, M. Grancher : celle-ci, accompagnée de l'examen anatomique, est une néphrite parenchymateuse.

Dans l'une de ces observations, la plus longue et la plus intéressante à divers points de vue, la malade a été suivie pendant trois mois. Les malades qui font le sujet des deux observations suivantes ont quitté l'hôpital assez rapidement ; mais encore y sont-elles restées plus de trois semaines. La quatrième observation enfin (30 août — 7 nov.) jusqu'à la mort l'objet de numérations quotidiennes.

OBS. I. (1). — *Diagnostic*. — *Néphrite interstitielle syphilitique* (sans autopsie). Planche VIII.

Cette malade a été observée pendant trois mois. Le diagnostic, posé par M. Grancher, fut celui de néphrite interstitielle d'origine syphilitique. Bien que le traite-

(1) Les observations se trouvent à la fin de la thèse dans un chapitre spécial.

ment rationnel ait été administré (iodure de potassium et frictions mercurielles) la malade a quitté l'hôpital avec une aggravation considérable dans son état. (Numérations durant trois mois.)

Courbes des globules rouges. — Elle présente des oscillations considérables; mais à cause de ces oscillations mêmes dont il est possible de déterminer la cause, cette courbe présente un assez grand intérêt.

Au 27 et au 30 janvier nous voyons 4 millions de globules rouges.

Quelques jours plus tard, 3 février, ascension; nouvelle ascension le 8. Les globules rouges sont augmentés de plus de 1 million. De la diarrhée s'était déclarée le 1er février qui s'est maintenue avec la même force jusqu'au 8. Le 8, jour où les hématies atteignent leur chiffre maximum, la malade urine davantage.

Après le 8 la diarrhée diminue. En même temps la ligne des globules rouges suit une marche descendante et arrive, le 14, à 4 millions. Elle remonte bientôt et cette fois encore sous deux influences faciles à saisir : polyurie plus considérable et œdème généralisé. Elle atteint 5 millions; puis redescend à 4 millions, et s'y maintient pendant près d'un mois durant lequel l'œdème persiste à la vérité; mais la malade a pu, malgré cela, réparer les pertes de sérosité effectuées par le plasma. L'observation se termine au moment où se produit une nouvelle ascension causée par une nouvelle poussée urinaire très-abondante.

Ainsi, malgré ses oscillations, cette courbe est très-nette. Toutes sont dues à la soustration d'une quantité d'eau considérable, causée soit par la diarrhée, soit par l'hydropysie, soit par la polyurie. Le chiffre *vrai* des globules rouges doit être le chiffre observé en l'absence de ces phénomènes. Or, le chiffre est alors toujours resté sur la lignes des 4 millions.

On peut conclure que l'on a, dans ce cas, affaire à une malade présentant une anémie globulaire assez considérable. Le chiffre normal des globules rouges étant de 5 millions 500,000, leur diminution serait dont de 1/5.

Nous allons voir, du reste, par la concordance des deux observations qui suivent, que cette conclusion paraît très-légitime.

Courbe des globules blancs. — Ici, il faut se borner plutôt à constater qu'à expliquer. La courbe présente quelques oscillations, mais elle offre un caractère général qui est le suivant : diminution graduelle et très-considérable des globules blancs depuis le jour de l'entrée jusqu'au jour de la sortie. En effet, au 27 janvier, nous trouvons 14,000 globules blancs. Au 30, 17,000 globules blancs.

Au 8 février 16,000 globules blancs (chiffre normal 4 à 7,000). Puis très-rapidement leur chiffre baisse en passant par 12,000 (12 février), 6,000 (14 février), 4,000 (19 février) et, sauf quelques oscillations, ce chiffre se maintient presque, ne variant, en tout cas, qu'entre 6,000 pour maximum et 2,500 pour minimum. Ainsi la chute a été très-marquée, puisque de 17,000 le chiffre des globules blancs est tombé à 2,500.

Il serait téméraire de tirer aucune conclusion de ce fait. On peut tout au plus mettre en regard la chute des globules et l'aggravation de la maladie.

Obs. II. Planche IX. — Le diagnostic a été celui de néphrite interstitielle (sans autopsie).

L'observation se résume en l'énumération des symptômes et la constatation de la présence de l'albuminurie. Pendant toute la durée du séjour à l'hôpital, aucun fait anormal ne se produisit (numération pendant 20 jours).

Courbe des globules rouges. — La courbe des globules rouges représente une ligne droite. Elle oscille entre 4 millions et 4 millions 500,000, c'est-à-dire avec une différence de 200,000 seulement, qui est presque la limite d'erreur avec laquelle il faut compter.

Pour cette observation comme pour l'autre la malade est dans un état légèrement cachectique. Diminution de 1/5 environ des globules rouges.

Courbe des globules blancs. — Oscillations assez considérables. Leur nombre est compris entre 2 chiffres relativement élevés mais qui ne paraissent point sortir (4,000 et 10,000) des limites physiologiques.

Obs. III. *Diagnostic.* — *Néphrite interstitielle* (sans autopsie), Pl. X. — Cette observation est en parfaite concordance avec celle qui précède. Rien qui mérite d'être relaté n'a été constaté pendant le séjour de la malade à l'hôpital, sauf en dernier lieu (3 mars) une excrétion d'urine plus abondante qu'à l'ordinaire.

Courbe des globules rouges. — Elle se trouve dans les mêmes chiffres que les courbes précédentes. C'est encore une anémie globulaire assez considérable que l'on

Planche. IX.
Observ. 11.   Salle St Vinc

Nombre des Globules rouges par m/m.c.de Sang	Nombre des Globules blancs par m/m.c.de Sang.		2	3	4	
9	40 000					
8	39 000					
7	38 000					
5						
4	37 000					
3	36 000					
2						
1						
7 000 000	35 000					
9	34 000					
8						
7	33 000					
6	32 000					
5						
4	31 000					
3						
2						
1						
6 000 000	30 000					
9	29 000					
8	28 000					
7	27 000					
6						
5	26 000					
4						
3						
2						
1	25 000					
5 000 000	24 000					
9	23 000					
8	22 000					
7	21 000					
6						
5	20 000					
4	19 000					
3	18 000					
2	17 000					
1	16 000					
4 000 000	15 000					
9	14 000					
8	13 000					
7	12 000					
6	11 000					
5	10 000					
4	9 000					
3	8 000					
2	7 000					
1	6 000					
3 000 000	5 000					
2 000 000	4 000					
1 000 000	3 000					
	2 000					
	1 000					

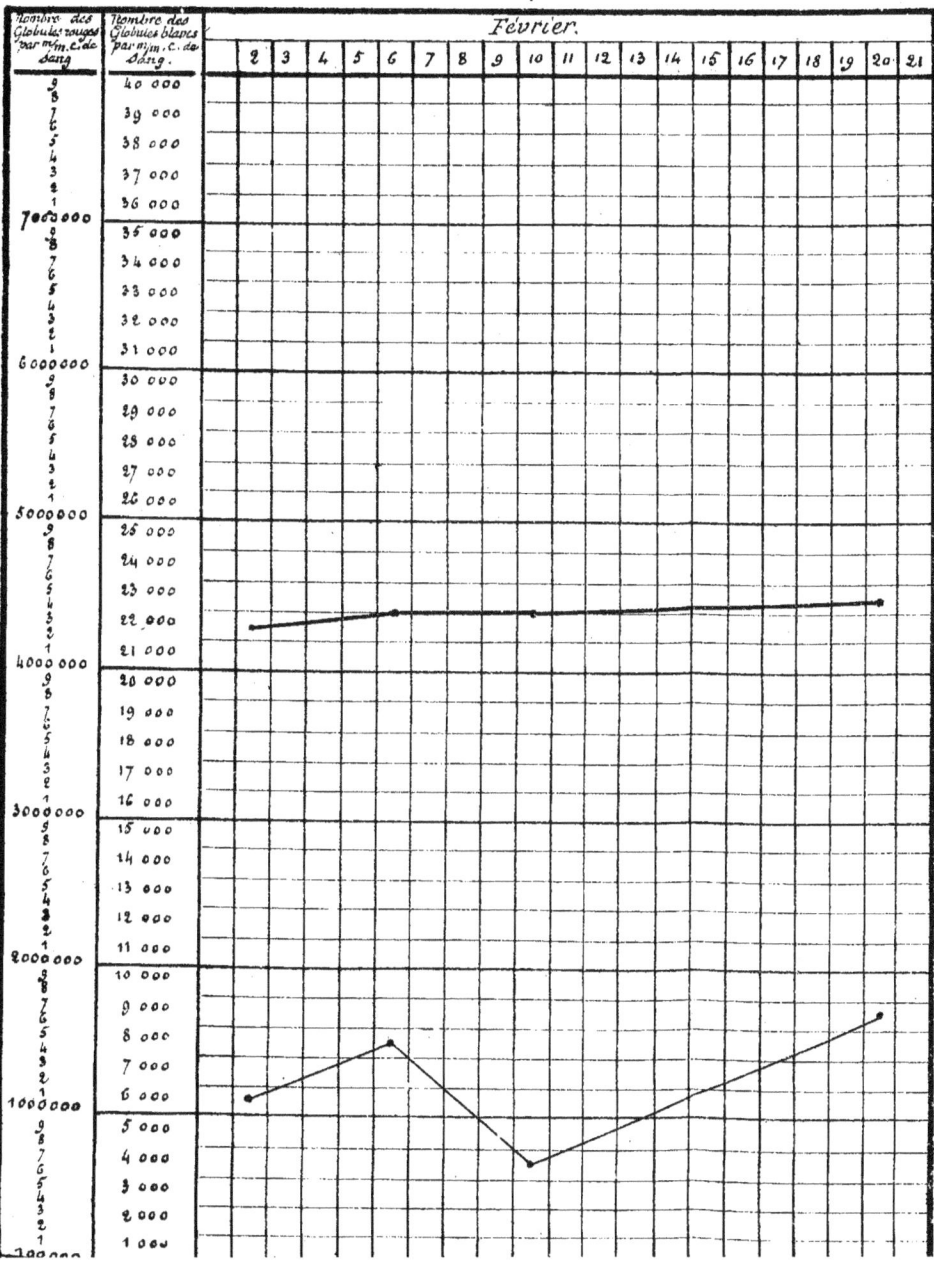

Salle St-Vincent, N° 17, Néphrite interstitielle.

Nombre des Globules rouges par m/m.c.de sang	Nombre des Globules blancs par m/m.C.de Sang.	Février.																		
		2	3	4	5	6	7	8	9	10	11	12	13	14	15	16	17	18	19	20	21
9 8 7 6 5 4 3 2 1 7000000	40 000 39 000 38 000 37 000 36 000 35 000																				
9 8 7 6 5 4 3 2 1 6000000	34 000 33 000 32 000 31 000 30 000																				
9 8 7 6 5 4 3 2 1 5000000	29 000 28 000 27 000 26 000 25 000																				
9 8 7 6 5 4 3 2 1 4000000	24 000 23 000 22 000 21 000 20 000																				
9 8 7 6 5 4 3 2 1 3000000	19 000 18 000 17 000 16 000 15 000																				
9 8 7 6 5 4 3 2 1 2000000	14 000 13 000 12 000 11 000 10 000																				
9 8 7 6 5 4 3 2 1 1000000	9 000 8 000 7 000 6 000 5 000																				
9 8 7 6 5 4 3 2 1	4 000 3 000 2 000 1 000																				

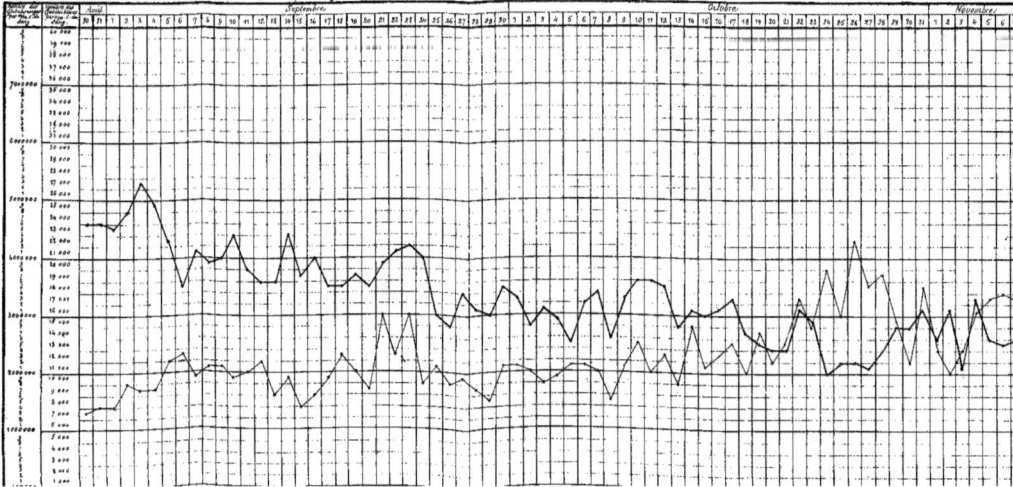

Planche XI.
Obser. IV. Hôtel Dieu. Salle Ste Jeanne Nephrite parenchymateuse.

Puis, se manifeste une première baisse du 6 au 25. Ces globules rouges se trouvent déjà au-dessous de 4,000,000. A ce moment, les premiers symptômes de l'intoxication urémique se sont déjà révélés. — Ensuite (25 sept. au 18 oct.) nouvelle période ; les hématies, descendant encore, se maintiennent à grand'peine au-dessus du chiffre 3,000,000 par des oscillations qui les entraînent parfois au-dessous de 2,500,000.— Cette période, pendant laquelle tous les accidents deviennent de plus en plus graves, dure, avec une chute nouvelle, jusqu'au jour de la mort : pendant les quinze jours qui précèdent celle-ci (et il faut remarquer qu'une diarrhée considérable devrait augmenter le chiffre des globules rouges), la courbe se maintient entre 2,000,000 et 3,000,000, chiffres qui expriment un état cachectique très-prononcé.

En résumé, sous l'influence de l'état pathologique où il se trouve, ce malade voit disparaître ses globules rouges en si grand nombre qu'il possède à peine les deux cinquièmes du chiffre qu'il présentait à son entrée à l'hôpital : 5,000,000 — 2,000,000.

Courbe des globules blancs. — A travers des alternatives nombreuses et assez grandes, on peut encore saisir une marche progressivement ascendante des globules blancs. Du chiffre voisin, dès le début, de la plus basse normale, ils s'élèvent peu à peu pour atteindre, dans les derniers quinze jours de la maladie, les hauteurs très-considérables (17,000), puis, le jour même de la mort et les jours qui l'ont précédée, 12,000 et 13,000.

Il est assez curieux de rapprocher cette observation de l'observation I, où les globules blancs, dans un état qui s'aggrave évidemment de plus en plus, loin d'augmenter, suivent une ligne franchement descendante.

L'observation actuelle est un cas de néphrite parenchymateuse ; pour l'autre, le diagnostic (non confirmé) a été celui de néphrite interstitielle. Faut-il chercher, pour la différence des faits observés, une explication dans la différence des deux affections ?

§

Dans les trois premières observations, il a été fait des dosages d'hémoglobine à l'aide de l'appareil nouveau (hémochromètre) de M. Malassez (1). Voici les chiffres auxquels nous sommes arrivés :

	Observ. I.	Observ. II.	Observ. III.
Globules rouges.	4,000,000	4,300,000	4,000,000
Richesse en { 1er dosage.	0,077	0,096	0,072
hémaglobine { 2e dosage.	0,072	0,092	» »

Ces chiffres indiquent une quantité d'hémoglobine presque normale pour l'observation II, un peu au-dessous du chiffre physiologique pour les observations I et III.

Comme des dosages ont été faits pour les observations qui vont suivre, nous croyons bon de donner le tableau des quantités d'hémoglobine qui correspondent aux degrés indiqués par l'appareil de M. Malassez : nous dirons ensuite le moyen que nous proposons pour l'interprétation des résultats, et l'interprétation de nos propres résultats dans les cas qui nous occupent.

(1) Voir page 28 et suiv,

Voici ce tableau :

Degrés de l'hémochromomètre.	Richesse en hémoglobine.
5	0,048
1/2	0,053
6	0,058
1/2	0,062
7	0,067
1/2	0,072
8	0,077
1/2	0,082
9	0,086
1/2	0,091
10	0,096
1/2	0,101
11	0,106
1/2	0,110
12	0,115
1/2	0,120
13	0,125
1/2	8,130
14	0,134

Les expériences de M. Malassez l'ont conduit à considérer le chiffre 0,120, qui correspond au degré 12 1/2 de l'appareil, comme la quantité normale d'hémoglobine chez un individu vigoureux et en très-bonne santé.

Mais qu'indique le chiffre 0,120? — Le 0 représente ici des milligrammes : on a donc 120 millièmes de milligrammes d'hémoglobine, — il faut ajouter par millimètre cube de sang.

Mais ce sont là des chiffres peu comparables. Il est certain, en effet, qu'un sang peut contenir très-peu de globules et une quantité médiocre d'hémoglobine, et cependant le chiffre de l'hémoglobine, par rapport à chaque globule, être assez élevé. — Le cas contraire peut aussi se produire.

Il deviendrait alors préférable de compter le chiffre

de l'hémoglobine, non plus par millimètre cube, mais par rapport à un globule.

Prenons pour exemple les chiffres considérés par M. Malassez comme physiologiques :

5,500,000 globules rouges et 0 milligr. 120 ; on aura pour le poids d'hémoglobine contenu dans un globule rouge :

$$\frac{0,120}{5,500,000} = 0 \text{milligr. } 000,000,002,2 \text{ ou un nombre}$$

qui paraît fantastique, c'est-à-dire 22 dix-billionièmes de milligr. par globule.

Mais ce qu'il faut retenir du chiffre, ce n'est pas la signification arithmétique, c'est le chiffre lui-même dépouillé de ses zéros. Ici donc, on considérera le chiffre 22.

Partant de ce chiffre, qui sera considéré comme exprimant en quelque sorte le chiffre physiologique, on pourra lui comparer les autres chiffres fournis par les observations pathologiques.

Le tableau rectifié de nos observations donné plus haut en fournira l'exemple.

	Obs. I.	Obs. II.	Obs. II.	Chiffres physiologiques.
Globules rouges.	4,000,000	4,500,000	4,000,000	5,500,000
Richesse en { 1er dos	0,077	0,096	0,072	0,120
h émoglobine } 2c dos	0,072	0,092	»	»
Pour un globule	18,17	24	17	22

Ainsi, l'observation II donne 0,096 et 0,092 millièmes de milligr., chiffre inférieur à 0,120 (moyenne physiologique). Mais le nombre des globules rouges est notablement abaissé, dans une proportion telle que chaque globule devient plus chargé en hémoglobine qu'à l'état sain.

C'est ce que notre chiffre 24 met admirablement en relief.

De même pour les autres résultats : 18—17, 17 où il est indiqué clairement que, malgré l'abaissement des hématies, le chiffre de l'hémoglobine est assez diminué pour descendre au-dessous du point physiologique.

L'avantage de ce procédé est de faire ressortir par des chiffres simples la quantité d'hémoglobine *par rapport au nombre des globules rouges*.

CONCLUSIONS.

I. — Dans trois cas d'albuminurie (néphrite interstitielle?) le chiffre des globules rouges est sensiblement diminué. De 5,000,000 à 5,500,000 (état physiologique), il descend à 4,000,000 environ. On a donc un abaissement de plus d'un cinquième du nombre total des hématies.

Dans un cas de néphrite dite parenchymateuse, le nombre des globules rouges subit jusqu'à la mort un abaissement progressif et le malade s'éteint avec une cachexie globulaire des plus prononcées (2,000,000 de globules rouges au lieu de 5,500,000).

II. — Rien ne paraît constant en ce qui concerne les globules blancs, sinon des oscillations assez considérables. Dans l'observation I (néphrite interstitielle), au début, leur chiffre, d'abord considérable, finit par descendre (en l'espace de deux mois environ) au-dessous du chiffre physiologique ; — dans l'observation IV (né-

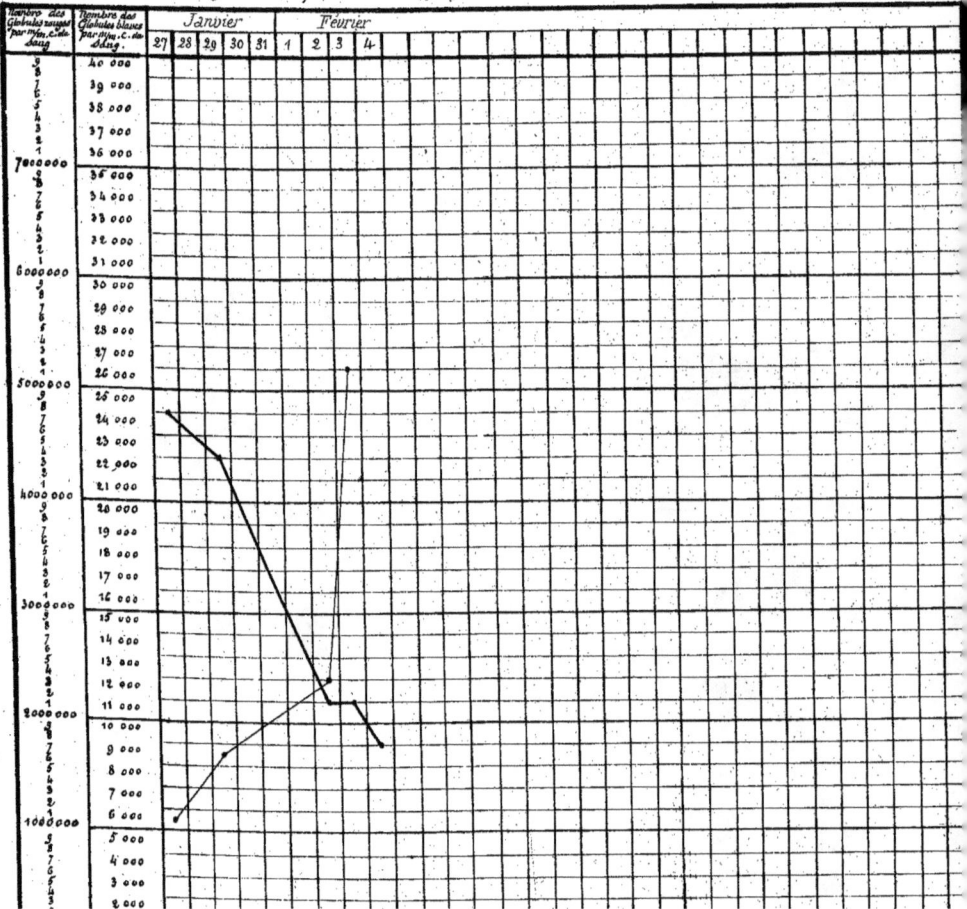

Planche. XII.

Observ. _ V. Salle St Julien N°27 _ Cancer des ganglions mésentériques avec propagation au foie, à l'estomac et aux rei[ns]

Nombre des Globules rouges par mm.c. du sang.	Nombre des Globules blancs par mm.c. du sang.	Janvier					Février				
		27	28	29	30	31	1	2	3	4	
	40 000										
	39 000										
	38 000										
	37 000										
	36 000										
7000000	35 000										
	34 000										
	33 000										
	32 000										
	31 000										
6000000	30 000										
	29 000										
	28 000										
	27 000										
	26 000										
5000000	25 000										
	24 000										
	23 000										
	22 000										
	21 000										
4000000	20 000										
	19 000										
	18 000										
	17 000										
	16 000										
3000000	15 000										
	14 000										
	13 000										
	12 000										
	11 000										
2000000	10 000										
	9 000										
	8 000										
	7 000										
	6 000										
1000000	5 000										
	4 000										
	3 000										
	2 000										

Le 3. Même chiffre.

Le 4 (qui est le matin même du jour de la mort de la malade). Le chiffre des globules rouges a encore diminué ; il n'est plus que de 1,800,000.

En neuf jours les globules rouges se sont détruits dans une proportion considérable : au lieu de 5,000,000 — 1,800,000 seulement, c'est-à-dire abaissement de plus de 3/5.

Est-il possible d'expliquer ces faits ?

Courbe des globules blancs :

Les globules blancs suivent une marche inversement parallèle.

Au début de l'observation (27 janvier) chiffre normal de globules blancs : 6,000.

Le 29. Augmentation légère : 9,000.

Le 2 février : 12,500.

Le 3. 27,000 : augmentation énorme.

Le 4. La numération des globules blancs n'a pu être faite.

Ainsi, dans cette observation, nous avons d'un côté : destruction considérable des globules rouges ; de l'autre, formation également considérable de globules blancs.

Nous avons pu recueillir le chiffre de l'urée excrétée chez cette malade pendant les derniers jours de sa vie. Voici les chiffres :

30 Janvier	3 grammes d'urée en 24 heures.
31 —	6 — —
2 Février	7 — —
3 —	13,5 — —

On peut remarquer que l'urée a suivi une marche

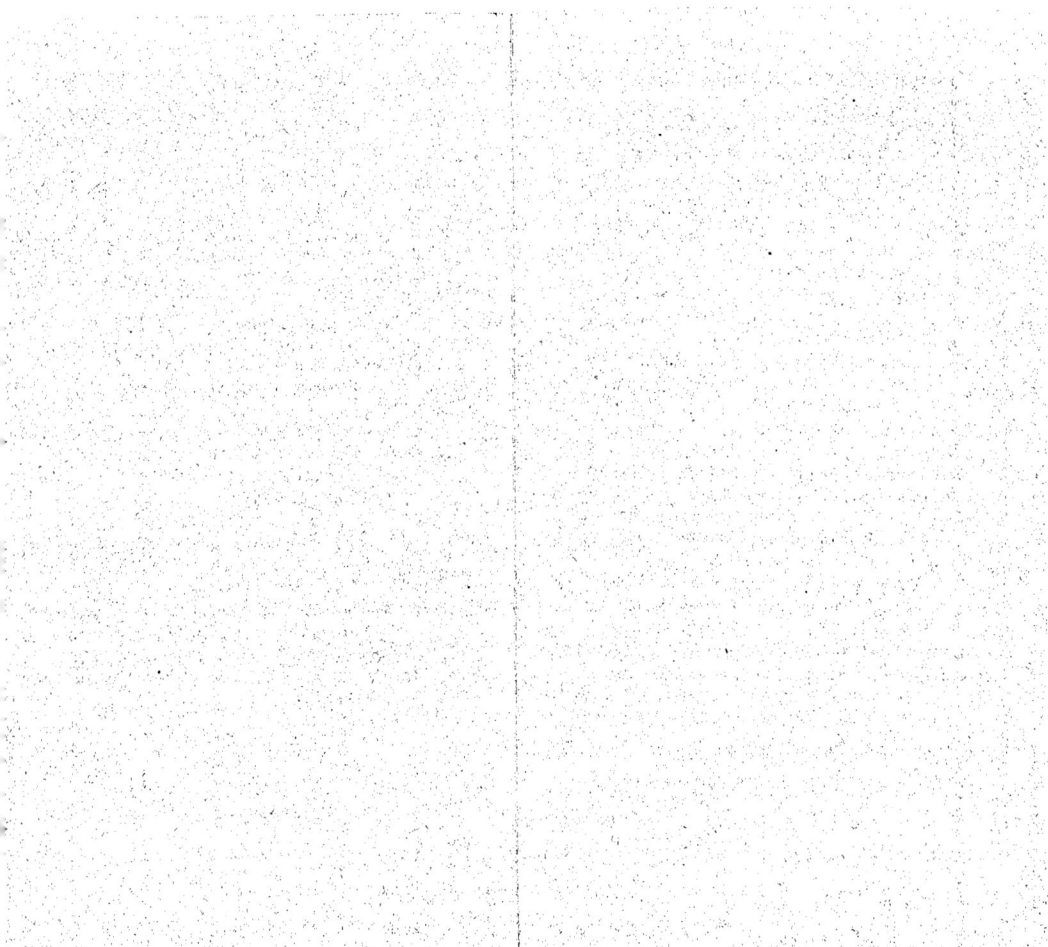

Planche. XIII.
Observ. VI. Salle St. Vincent, n° 15. Carcinome utérin.

Nombre des Globules rouges par mm.c. de sang	Nombre des Globules blancs par mm.c. de sang	Février										Mars																				
		19	20	21	22	23	24	25	26	27	28	1	2	3	4	5	6	7	8	9	10	11	12	13	14	15	16	17	18	19	20	21	22

Globules blancs (axe de droite) : 40 000, 39 000, 38 000, 37 000, 36 000, 35 000, 34 000, 33 000, 32 000, 31 000, 30 000, 29 000, 28 000, 27 000, 26 000, 25 000, 24 000, 23 000, 22 000, 21 000, 20 000, 19 000, 18 000, 17 000, 16 000, 15 000, 14 000, 13 000, 12 000, 11 000, 10 000, 9 000, 8 000, 7 000, 6 000, 5 000, 4 000, 3 000, 2 000

Globules rouges : 7 000 000, 6 000 000, 5 000 000, 4 000 000, 3 000 000, 2 000 000, 1 000 000

OBSERVATION VI. Epithélioma du col Pl. XIII.

La malade est restée un mois environ en observation. Le seul événement marqué qu'il y ait eu pendant son séjour à l'hôpital est une perte utérine très-abondante ayant duré près de huit jours. La malade, sujette à la diarrhée avant son entrée, n'en a eu à aucun moment de son séjour.

Courbe des globules rouges :

Cette courbe affecte une ligne presque droite; mais le chiffre des globules rouges est descendu très-bas : 3,000,000; on constate donc une diminution de plus des 2/3.

Les hémorrhagies multiples survenues dans le cours de l'observation n'ont pas influé sur le chiffre des globules rouges : ils se maintiennent malgré tout sur la ligne des 3,000,000. — Il faut noter, par exemple, que la malade a possédé tout le temps un appétit considérable et qu'elle mangeait tous les jours quatre degrés. — Quelques jours après la cessation des pertes (les pertes ont fini le 12), une augmentation assez considérable de 400,000 environ a été constatée (le 21).

Courbe des globules blançs :

Elle éprouve des oscillations peu considérables, et nullement en dehors des limites physiologiques : minimum 3,000 — maximum 5,000.

On voit donc dans cette observation que le chiffre des globules rouges a suivi un abaissement énorme et que le chiffre des globules blancs est resté comme à l'état sain.

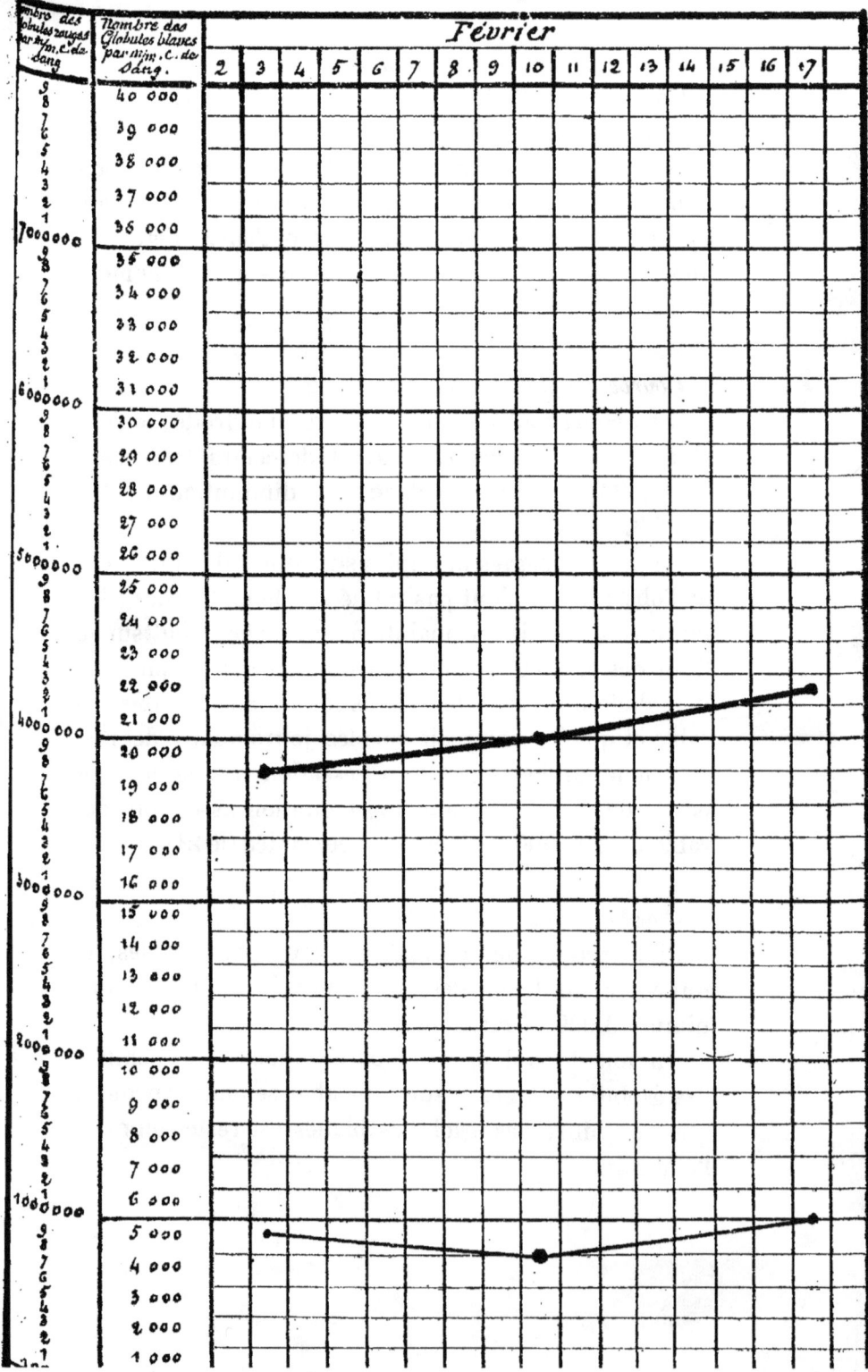

Nombre des Globules rouges par Mm. C. de sang	Nombre des Globules blancs par Mm. C. de sang	Février															
		2	3	4	5	6	7	8	9	10	11	12	13	14	15	16	17
9	40 000																
8	39 000																
7 6	38 000																
5 4	37 000																
3 2	37 000																
1	36 000																
7 000 000																	
9 8	35 000																
7 6	34 000																
5 4	33 000																
3 2	32 000																
1	31 000																
6 000 000																	
9 8	30 000																
7 6	29 000																
5 4	28 000																
3 2	27 000																
1	26 000																
5 000 000																	
9 8	25 000																
7 6	24 000																
5 4	23 000																
3 2	22 000																
1	21 000																
4 000 000																	
9 8	20 000																
7 6	19 000																
5 4	18 000																
3 2	17 000																
1	16 000																
3 000 000																	
9 8	15 000																
7 6	14 000																
5 4	13 000																
3 2	12 000																
1	11 000																
2 000 000																	
9 8	10 000																
7 6	9 000																
5 4	8 000																
3 2	7 000																
1	6 000																
1 000 000																	
9 8	5 000																
7 6	4 000																
5 4	3 000																
3 2	2 000																
1	1 000																

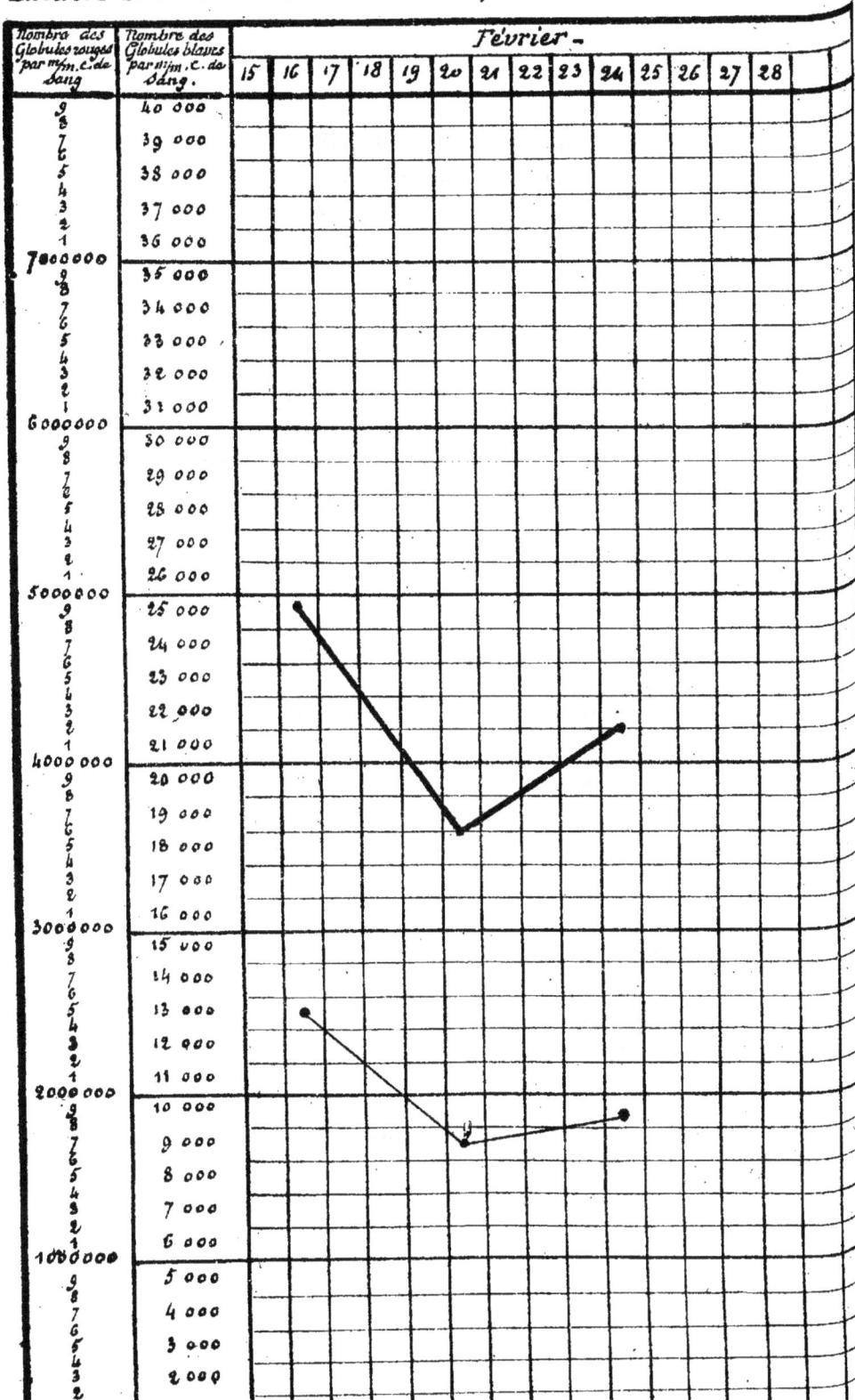

Nombre des Globules rouges par m/m.c. de sang	Nombre des Globules blancs par m/m.c. de sang	Février													
		15	16	17	18	19	20	21	22	23	24	25	26	27	28
9	40 000														
7	39 000														
6	38 000														
4	37 000														
3															
2															
1	36 000														
7000000	35 000														
9															
8	34 000														
7															
6	33 000														
5															
4	32 000														
3															
2	31 000														
1															
6000000	30 000														
9															
8	29 000														
7															
6	28 000														
5															
4	27 000														
3															
2	26 000														
1															
5000000															
9	25 000														
8	24 000														
7															
6	23 000														
5															
4	22 000														
3															
2	21 000														
1															
4000000	20 000														
9															
8	19 000														
7															
6	18 000														
5															
4	17 000														
3															
2	16 000														
1															
3000000	15 000														
9															
8	14 000														
7															
6	13 000														
5															
4	12 000														
3															
2	11 000														
1															
2000000	10 000														
9															
8	9 000														
7															
6	8 000														
5															
4	7 000														
3															
2	6 000														
1															
1000000	5 000														
9															
8	4 000														
7															
6	3 000														
5															
4															
3	2 000														
2															

Obs. VII. — Carcinome utérin. Pl. XIV.

Rien à noter dans le cours de l'observation ; la malade a depuis longtemps des pertes abondantes ; après être restée trois semaines à l'hôpital, elle sort sans avoir eu aucune hémorrhagie pendant tout son séjour.

Courbe des globules rouges :

Cette observation nous donne un nombre des globules rouges assez diminué (dans une proportion de 1/5 environ).

La ligne du tracé suit une marche régulièrement ascendante jusqu'au jour de la dernière numération, probablement sous l'influence de l'absence des hémorrhaghies, du repos, et d'une alimentation meilleure.

Courbe des globules blancs :

Elle ne présente rien de particulier, les chiffres se maintenant dans un cadre parfaitement physiologique.

Obs. VIII. — Cancer de l'utérus. — L'observation n'a bénéficié que de deux numérations faites à un intervalle assez éloigné. C'est un cancer tout à fait au début qui s'est manifesté seulement par quelques écoulements sanguins plus abondants et plus longs que de coutume, la femme touchant à la ménopause.

C'est évidemment pour cette raison que les globules rouges sont relativement très-élevés (un peu plus de 5,000,000). — Quant aux *globules blancs*, leur chiffre, un peu plus considérable que dans la précédente observation, ne s'écarte pour ainsi dire pas des limites physiologiques.

Obs. IX. — Pl. XV. — Carcinome utérin chez une femme très-âgée et d'apparence très-cachectique. Cette observation présente ceci de particulier, qu'une injection hypodermique ayant été faite dans le but de calmer des douleurs très-vives, il se développa sur la paroi abdominale (lieu de l'injection) un petit phlegmon qui fut ouvert avant formation d'abcès. La plaie suppura pendant un certain temps. La malade était, en outre, affectée d'une diarrhée abondante.

Courbe des globules rouges :

Peut-être à cause de cette diarrhée la courbe des globules rouges est relativement assez élevée pendant les trois seules numérations qui ont été faites : 4,900,000 (1re numération) ; — 3,500,000 (2e numération) ; — 4,200,000 (3e numération).

Courbe des globules blancs :

Les globules blancs sont en nombre plus considérable que dans toutes les autres observations de carcinomes. Cette modification est évidemment due à la présence du petit abcès de la paroi abdominale. — Le premier chiffre observé (avant l'ouverture par le bistouri) est de 13,000 ; bien que l'abcès ne soit pas complètement formé, l'ouverture semble faire baisser le chiffre des globules blancs, qui descend effectivement à 9,000 pour s'y maintenir encore cinq jours après, à la numération suivante.

On peut remarquer que cette observation se raproche plutôt d'un cas de suppuration que d'un cas de cancer, au point de vue de la numération des globules blancs. Il servira naturellement de transition entre ce chapitre et plusieurs cas de suppurations dont nous allons nous occuper dans le chapitre suivant.

HÉMOGLOBINE.

Dans les observations VI et IX, des dosages d'hémoglobine ont été faits ; voici leurs résultats :

	Globules rouges.	Richesse en hémoglobine.	Comparaison pour 1 glob.
Observation VI	3,000,000	0,048	16
Observation IX	4,000,000	0,072	17
Obs. physiologique	5,500,000	0,120	22

Diminution assez considérable du chiffre de l'hémoglobine par globule et par millim. cube.

CONCLUSIONS.

I. — Dans le cancer de l'utérus, le nombre des globules rouges est peu après le début de la maladie sensiblement diminué ; il descend plus tard à des chiffres très-bas.

II. — Les globules blancs ne paraissent pas augmenter sous l'influence de la maladie. — L'observation V (cancer de ganglions mésentériques propagé au foie, à l'estomac, aux reins), semble trop complexe et trop isolée pour permettre de tirer des conclusions.

III. — Dans tous les cas où le dosage de l'hémoglobine a été fait, on a observé, — par globule et par millim. cube, — une diminution considérable de ce principe.

Patrigeon

CHAPITRE CINQUIÈME.

DU NOMBRE DES ÉLÉMENTS FIGURÉS DU SANG DANS QUATRE CAS DE SUPPURATION. — DOSAGE DE L'HÉMOGLOBINE. TRACÉS. CONCLUSIONS.

Depuis déjà longtemps, on avait cru remarquer que les suppurations s'accompagnaient d'un accroissement dans le nombre des leucocytes contenus dans le sang.

Mais c'est à une époque très-rapprochée de nous que l'on a pu se rendre compte par des chiffres d'une certaine exactitude de l'augmentation réelle de ces éléments.

En 1871, M. Brouardel constatait que dans la variole dès le 5e jour de la maladie, par conséquent avant le début de la fièvre de suppuration, le sang des varioleux contient un grand nombre de leucocytes. « Ils deviennent très-abondants le 6e et le 7e jour ; mais, ajoute-t-il, ce que je tiens à établir, c'est qu'avant la pustulation, on en trouve sous le champ du microscope un nombre considérable, quelquefois dix ou douze et même jusqu'à trente le sixième jour ; ce n'est pas un fait constant, mais très-fréquent. »

Bientôt M. Malassez appliquant son nouvel appareil à la numération des globules blanc du sang publia, au sein de la Société anatomique, une série d'observations sur différents cas d'érysipèles, de phlegmons, de pleurésies purulentes, d'amputations ; toutes sont d'accord pour montrer l'augmentation des globules du sang pendant le cours de la suppuration.

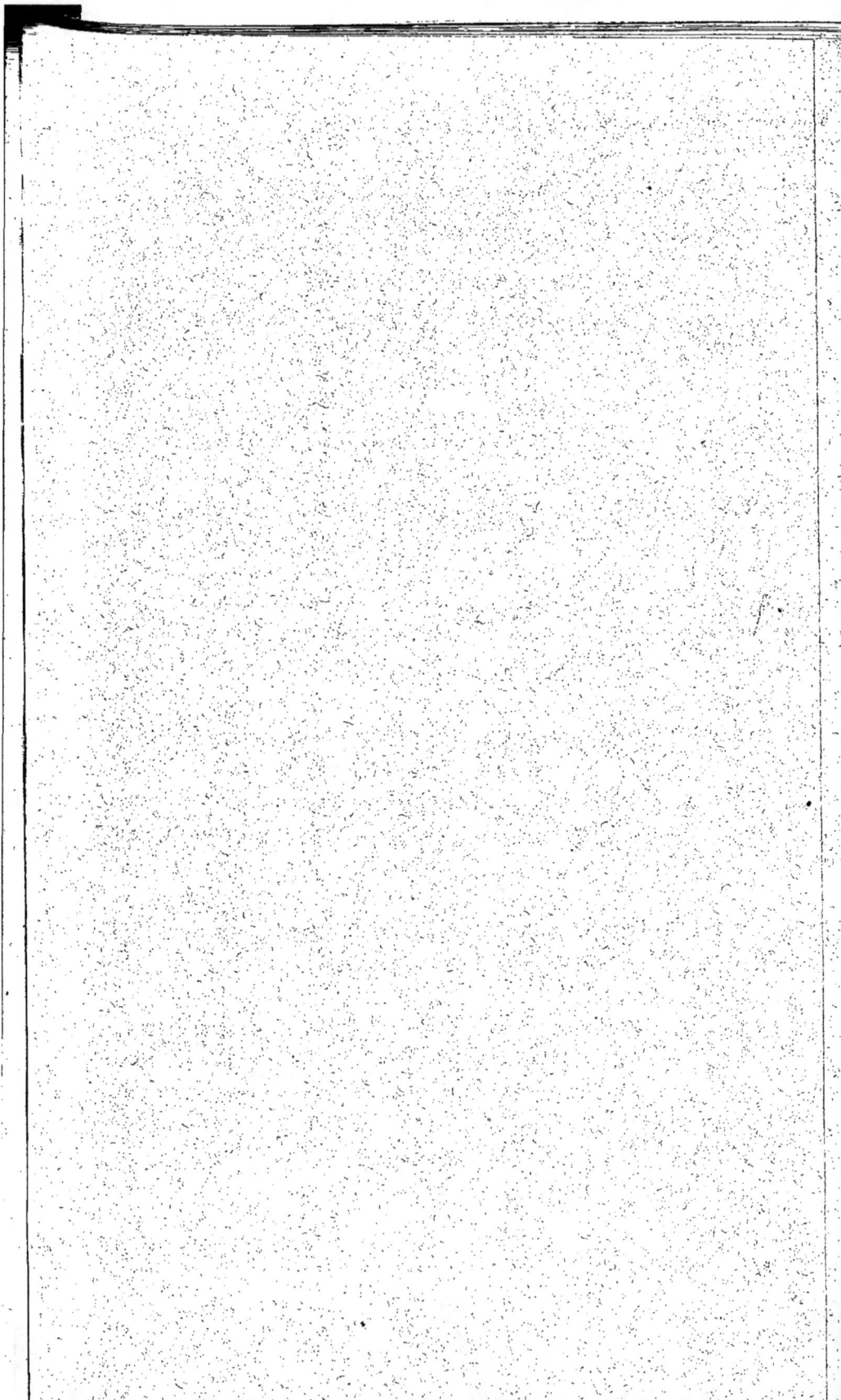

Observ. X. Salle St Vincent N° 11 — Ovarite double suppurée.

Nombre des Globules rouges par m/m.c. de sang	Nombre des Globules blancs par m/m.c. de sang	Février										Mars						
		19	20	21	22	23	24	25	26	27	28	1	2	3	4	5	6	7
7.000.000	40 000																	
	39 000																	
	38 000																	
	37 000																	
	36 000																	
	35 000																	
	34 000																	
	33 000																	
	32 000																	
6.000.000	31 000																	
	30 000																	
	29 000																	
	28 000																	
	27 000																	
	26 000																	
5.000.000	25 000																	
	24 000																	
	23 000																	
	22 000																	
4.000.000	21 000																	
	20 000																	
	19 000																	
	18 000																	
	17 000																	
	16 000																	
3.000.000	15 000																	
	14 000																	
	13 000																	
	12 000																	
	11 000																	
2.000.000	10 000																	
	9 000																	
	8 000																	
	7 000																	
1.000.000	6 000																	
	5 000																	
	4 000																	
	3 000																	
	2 000																	
	1 000																	

Le diagnostic, porté en son absence, fut celui de carcénome utérin. A l'autopsie, on trouva, du côté droit, une poche purulente occupant la place de l'ovaire sur les côtés de l'utérus ; à gauche l'ovaire, rouge et volumineux, présentait de petits abcès dans son intérieur. C'était donc un cas de suppuration, et de suppuration considérable, puisque la poche droite était assez grande pour loger un gros œuf de dinde. On verra par l'analyse de l'observation et par le tracé que les globules blancs se trouvaient en très-grande quantité. Etait-on en droit de s'appuyer sur le nombre des éléments blancs pour rejeter le diagnostic de carcinome utérin? On a vu, en effet, par les observations précédentes, que leur chiffre est, dans ce genre d'affections, relativement peu élevé. Cependant notre observation de cancer ganglionaire montre qu'il peut en être autremeut dans les derniers jours de la vie. En tout cas, jusqu'ici, l'on est en droit, croyons-nous, de poser, en présence d'un nombre de globules blancs aussi élevé, l'hypothèse d'une suppuration.

Courbe des globules rouges. Le chiffre des globules rouges a oscillé entre 4,000,000 et 5,000,000, chiffre relativement considérable. Du 25 au 28 février, il y a eu de la diarrhée; mais les jours qui précèdent et ceux qui suivent présentant un nombre à peu près semblable de globules rouges, cette diarrhée ne semble pas avoir eu beaucoup d'influence sur leur chiffre.

Courbe des globules blancs. Les chiffres sont très-élevés (39,500 globules blancs ; — 1/100), beaucoup plus élevés que dans aucun des cas de suppuration que nous rela-

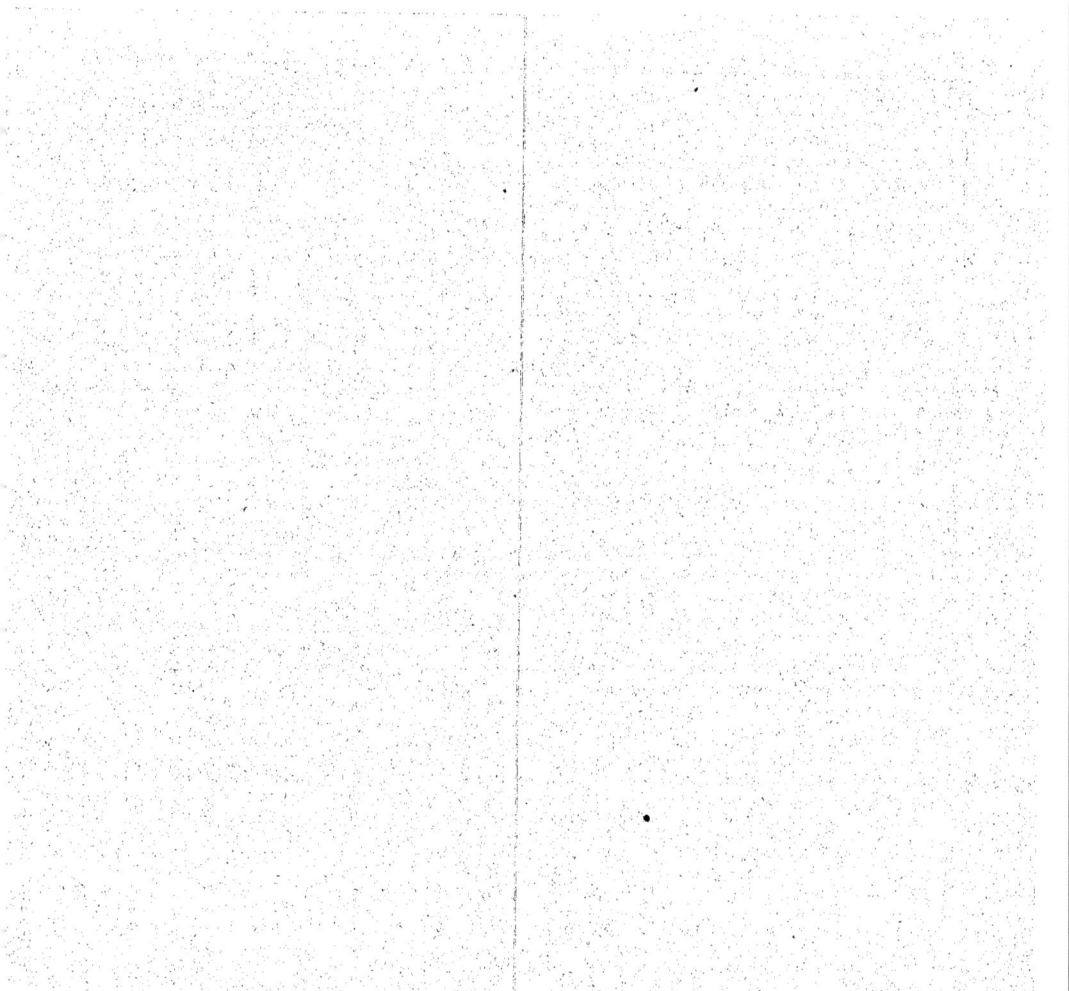

Salle St Julien N° 26. Phlegmon Périnéphrétique.

Nombre des Globules rouges par m/m c. de sang	Nombre des Globules blancs par m/m c. du sang	Février									Mars																						
		20	21	22	23	24	25	26	27	28	1	2	3	4	5	6	7	8	9	10	11	12	13	14	15	16	17	18	19	20	21	22
9	40 000																															
8	39 000																															
7	38 000																															
6	37 000																															
5	36 000																															
7 000 000	35 000																															
8	34 000																															
7	33 000																															
6	32 000																															
5	31 000																															
6 000 000	30 000																															
9	29 000																															
8	28 000																															
7	27 000																															
6	26 000																															
5 000 000	25 000																															
9	24 000																															
8	23 000																															
7	22 000																															
6	21 000																															
4 000 000	20 000																															
9	19 000																															
8	18 000																															
7	17 000																															
6	16 000																															
3 000 000	15 000																															
9	14 000																															
8	13 000																															
7	12 000																															
6	11 000																															
2 000 000	10 000																															
9	9 000																															
8	8 000																															
7	7 000																															
6	6 000																															
1 000 000	5 000																															
9	4 000																															
8	3 000																															
7	2 000																															
6	1 000																															

tons plus loin. Le 3 mars, l'avant-dernière numération (trois jours avant la mort) donne un chiffre assez abaissé (15,500 globules blancs). L'observation ne présente rien qui puisse expliquer cette chute ; aucune rémission n'a eu lieu dans l'état de la malade ; aucun symptôme nouveau n'a été enregistré. Le 5, jour de la dernière numération (et veille de la mort) le chiffre des globules blancs est remonté à 39,500.

Ainsi, nous avons affaire à une abondante suppuration. Le chiffre des globules rouges, dans les derniers jours de la malade, est encore assez élevé ; les globules blancs, obéissant à la loi ordinaire des suppurations, atteignent des nombres considérables.

Obs. IV. — Abcès périnéphérique. Guérison : Pl. XVII.

Courbe des globules blancs, des globules rouges. Interprétation:

Dans ce cas, l'observation n'a pu être suivie en entier. Elle ne commence pour les numérations que quinze jours environ après l'ouverture de l'abcès.

A ce moment, la suppuration existait encore, en petite quantité cependant : aussi constatons-nous un chiffre de 8,000 globules blancs. La physionomie générale du tracé est celle-ci : au fur et à mesure des progrès de la guérison et de la diminution de la suppuration, le nombre des globules blancs s'abaisse de plus en plus. Au 21, nous avons 8,000 globules blancs ; au 24, leur nombre augmente et arrive à 12,000. Ce chiffre, plus élevé (chez une malade en voie de guérison), inspira des craintes: on examina la plaie et on la trouva fermée prématurément; en détruisant avec une sonde cannelée les adhé-

rences déja formées, on parvint à faire sourdre un peu de
pus, et une mèche, fut laissée dans la plaie pendant quelque temps, afin d'empêcher le retour des accidents. Depuis lors, pareil fait ne se reproduisit plus et l'on peut
remarquer que les globules blancs vont en diminuant
progressivement, avec quelques légères oscillations
jusqu'au dernier jour de l'observation, où leur chiffre
atteint 3,000 par millimètre cube : la suppuration est
alors complètement terminée.

Les globules rouges présentent comme physionomie
générale une ligne progressivement, mais lentement
ascendante. Du reste, au début de l'observation (22 févr.),
il existait une véritable cachexie globulaire, 2,500,000.
On comprend qu'il faille du temps à un malade aussi
profondément anémié pour retrouver un chiffre à peu
près normal d'hématies. C'est ce qui est arrivé dans ce
cas. Après un mois environ, les globules sont arrivés
enfin à occuper une ligne presque horizontale de
3,800,000.

Cette observation est donc toujours d'accord avec les
observations sur le même sujet. La suppuration se tarit;
les globules blancs reviennent à leur chiffre normal ;
mais il s'est accompli, par le fait de la maladie, une
déperdition des globules rouges qui mettent un certain
temps à se retrouver en nombre presque physiologique
dans le sang.

Obs. XII. — Abcès iliaque. Guérison. Pl. XVIII.

Courbe des globules rouges et blancs. Interprétation :
Dans cette observation, une numération a pu être faite
avant l'ouverture de l'abcès (26 janvier). Le chiffre de

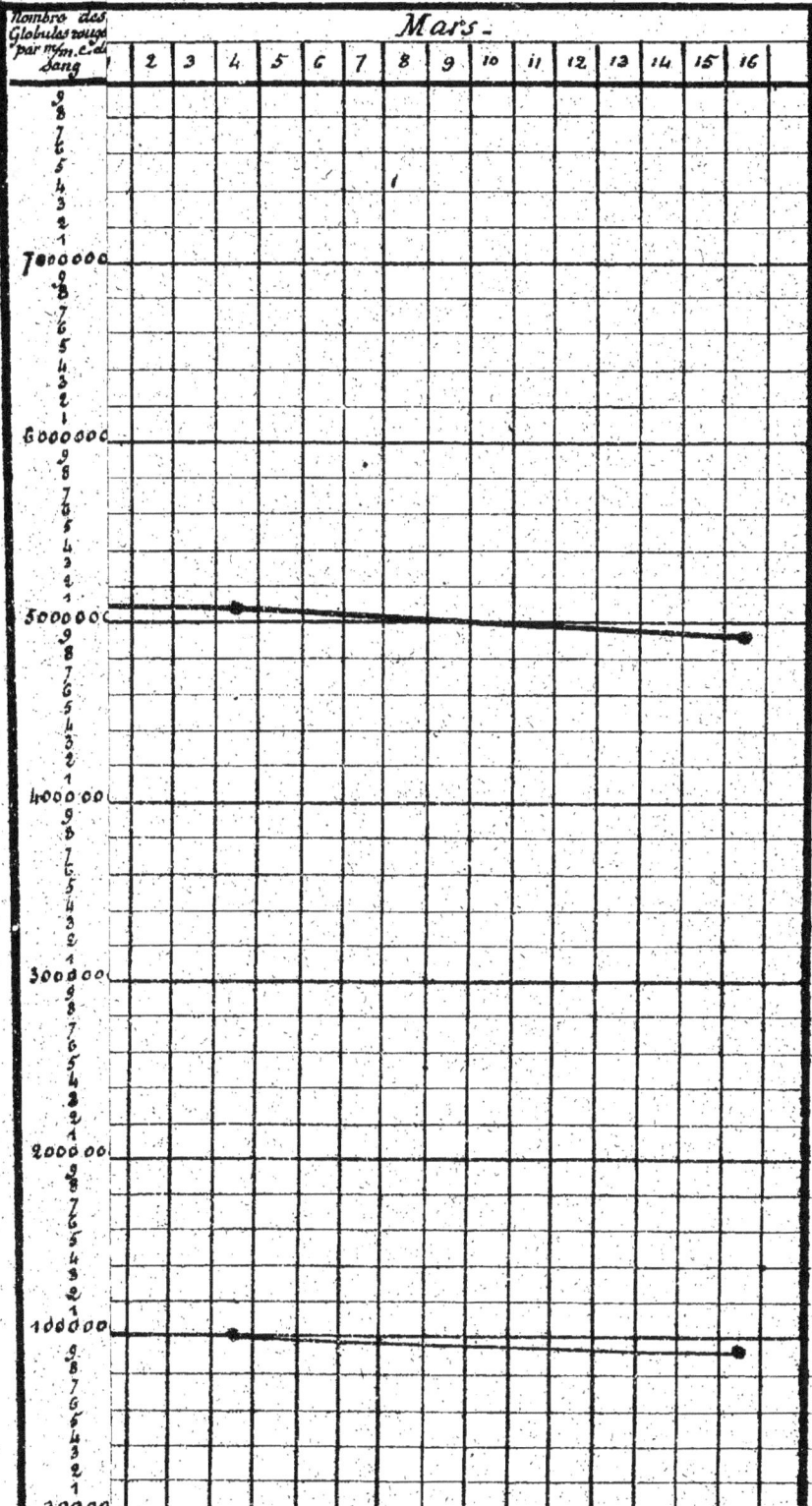

Nombre des Globules rouges par m/m.c. de Sang	Mars -															
	2	3	4	5	6	7	8	9	10	11	12	13	14	15	16	

7000000

6000000

500000

400000

300000

200000

100000

Planche. A.VIII
Observ. XII.   Salle St Vincent _ N° 1 _ Phlegmon iliaque.

Nombre des Globules rouges par mm³ de sang	Nombre des Globules blancs par mm³ de sang	Janvier.						Février.																							Mars.														
		26	27	28	29	30	31	1	2	3	4	5	6	7	8	9	10	11	12	13	14	15	16	17	18	19	20	21	22	23	24	25	26	1	2	3	4	5	6	7	8	9	10	11	12	13	14	15	16

bules rouges, puis 5,200,000 (21), 5,100,000 (26); le reste de la courbe se maintient sur 5,000,000.

On voit dans cette observation , contrairement à celle qui précède, la malade récupérer très-vite son nombre normal de globules rouges. Les globules blancs ne se sont pas écartés du tracé qu'ils suivent ordinairement dans les suppurations.

Obs. XIII. — Blennorrhagie et ulcérations de nature douteuse ; abcès ganglionnaire de l'aine droite. Pl. XIX.

Courbe des globules blancs et rouges :

Dans cette observation, on n'a pu encore prendre la numération avant l'ouverture de l'abcès. La courbe des globules blancs présente la même signification que dans les autres observations. Pendant le moment où la suppuration est abondante, ils sont assez nombreux et compris entre 6,000 et 11,000 ; plus tard, la suppuration diminuant, leur nombre diminue en même temps.

Ici, les globules rouges suivent une marche inverse de celle qu'ils avaient dans l'autre observation. Nous les voyons diminuer pendant le cours de l'observation pour arriver de 5,000,000 environ à 4,000,000. L'explication est facile à trouver dans ces faits que la malade, depuis fort longtemps au lit, mange très-peu et qu'elle est, d'un autre côté, soumise à une suppuration qui doit aussi contribuer à l'anémier considérablement.

On peut, en ce qui concerne les globules blancs, tirer de cette observation les mêmes conclusions que des précédentes.

Nombre des Globules rouges par m/m.c. de Sang
9
8
7
6
5
4
3
2
1
7000000
9
8
7
6
5
4
3
2
1
6000000
9
8
7
6
5
4
3
2
1
5000000
9
8
7
6
5
4
3
2
1
4000000
9
8
7
6
5
4
3
2
1
3000000
9
8
7
6
5
4
3
2
1
2000000
9
8
7
6
5
4
3
2
1
1000000
9
8
7
6
5
4
3
2
1
10000

Observ.- XIII. Salle St Vincent n°. 12. Blennorhagie- Abcès de l'aine droite.

Nombre des Globules rouges par m/m.c. de sang.	Nombre des Globules blancs par m/m.c. de sang.	Février.																											
		1	2	3	4	5	6	7	8	9	10	11	12	13	14	15	16	17	18	19	20	21	22	23	24	25	26	27	28	29

II. — Il n'y a rien de constant pour les globules rouges, sur le nombre desquels paraissent influer la gravité de la maladie, l'abondance de la suppuration et sa durée.

III. — Dans nos observations, on voit que la quantité d'hémoglobine par millim. cube a diminué ; — la quantité contenue dans un globule, par rapport à un globule sain n'a subi, au contraire, qu'un léger abaissement.

CHAPITRE SIXIÈME.

DU NOMBRE DES ÉLÉMENTS FIGURÉS DU SANG DANS L'INTOXICA- TION SATURNINE. HÉMOGLOBINE. TRACÉS. CONCLUSIONS.

Nous avons cherché à déterminer l'état du sang chez trois saturnins. Tous les trois étaient entrés à l'hôpital pour des coliques de plomb. Le premier (Hôpital temporaire, salle Saint-Philippe, lit nº 30), ainsi que le second (même salle, lit nº 40), qui travaillaient à Clichy depuis plusieurs années, en étaient à leur deuxième atteinte ; ce dernier présentait, en outre, un affaiblissement des extenseurs assez marqué. Le troisième avait la colique de plomb pour la première fois (salle Saint-Philippe, lit nº 20).

Nous résumons dans les tableaux suivants les numérations faites sur ces trois malades :

1° Observation XIV. Salle Saint-Philippe, n° 30.

	Glob. r.	Glob. bl.	Rapport.	Richesse en hémoglobine	Par globule.
6 Février	3,800,000	5,800	1/800	—	—
20 —	3,600,000	6,500	1/700	—	—

Guérison complète :

2° Observation XV. Salle Saint-Philippe, n° 40.

	Golb. r.	Glob. bl.	Rapport.	Richesse en hémoglobiné.	Par globule.
6 Février	3.500,000	5,000	1/700	—	—
21 —	3,000,000	4,500	1/750	—	—
9 Mars	3,300,000	3,000	1/1200	0,062	19

3° Observation XVI. Salle Saint-Philippe, n° 20.

	Golb. r.	Glob. bl.	Rapport.	Richesse en hémoglobine.	Par globule.
8 Février	4,100,000	6,000	1/675	—	—
21 —	3,900,000	5,000	1/775	0,072	18

Guérison complète.

Les conclusions qui ressortent de ces trois observations sont faciles à déduire.

On constate d'abord une diminution considérable du chiffre des globules rouges. Un seul malade (observation XVI) a ses globules rouges au-dessus de 4,000,000 et de 100,000 seulement. Pour tous les autres, leur nombre flotte soit entre 3,000,000 et 3,500,000 (observation XV), soit entre 3,500,000 et 3,800,000 (observation XIV). Donc abaissement notable (de 1 cinquième ou 2 cinquièmes) du chiffre des hématies.

Le nombre des globules blancs paraît, en revanche, se renfermer dans des limites physiologiques, oscillant, comme à l'état sain, entre 3,000 et 7,000.

L'hémoglobine n'a pas subi un abaissement considérable; — le chiffre physiologique étant 22, nous avons, en effet, 19 d'un côté et 18 de l'autre.

Mais un fait principal paraît dominer l'interprétation de ces tableaux : c'est que les malades quittent l'hôpital guéris, mais sans avoir récupéré de globules rouges. Ils conservent un état cachectique qui s'affirme par les chiffres de 3,600,000, 3,300,000, 3,900,000, nombre inférieur dans les trois cas à celui que présentaient les mêmes malades à leur entrée dans le service. Il semble donc que l'action du plomb sur les hématies est une action à longue échéance et qui ne se manifeste pas seulement pendant les accidents aigus d'intoxication, mais qui leur survit.

Nous ne donnons qu'un seul tracé d'intoxication saturnine, celui qui correspond à l'observation XV.

CONCLUSIONS.

I. — On observe une diminution considérable dans le chiffre des globules rouges, que le malade récupère difficilement, même après la guérison des accidents.

II — Le nombre des globules blancs semble se renfermer dans les limites normales.

III. — Le chiffre de l'hémoglobine subit par globule un léger abaissement; par millimètre cube, sa quantité est beaucoup diminuée.

Planche. XX.

Observ. _ Salle S.t Phil...

Nombre des Globules rouges par m/m.c. de Sang	Nombre des Globules blancs par m/m.c. de Sang	6	7	8
9	40 000			
8	39 000			
7				
6				
5	38 000			
4	37 000			
3				
2	36 000			
1				
7 000 000	35 000			
9				
8	34 000			
7				
6	33 000			
5				
4	32 000			
3				
2	31 000			
1				
6 000 000	30 000			
9				
8	29 000			
7				
6	28 000			
5				
4	27 000			
3				
2	26 000			
1				
5 000 000	25 000			
9				
8	24 000			
7				
6	23 000			
5				
4	22 000			
3				
2	21 000			
1				
4 000 000	20 000			
9				
8	19 000			
7				
6	18 000			
5				
4	17 000			
3				
2	16 000			
1				
3 000 000	15 000			
9				
8	14 000			
7				
6	13 000			
5				
4	12 000			
3				
2	11 000			
1				
2 000 000	10 000			
9				
8	9 000			
7				
6	8 000			
5				
4	7 000			
3				
2	6 000			
1				
1 000 000	5 000			
9				
8	4 000			
7				
6	3 000			
5				
4	2 000			
3				
2				

Planche. XX.

Observ. _ Salle St Philippe N.º 40 _ Intoxication saturnine _ Colique de plomb.

Nombre des Globules rouges par m/m.c. de Sang	Nombre des Globules blancs par m/m.c. de Sang	Février																		Mars	
		6	7	8	9	10	11	12	13	14	15	16	17	18	19.	20	21			9	

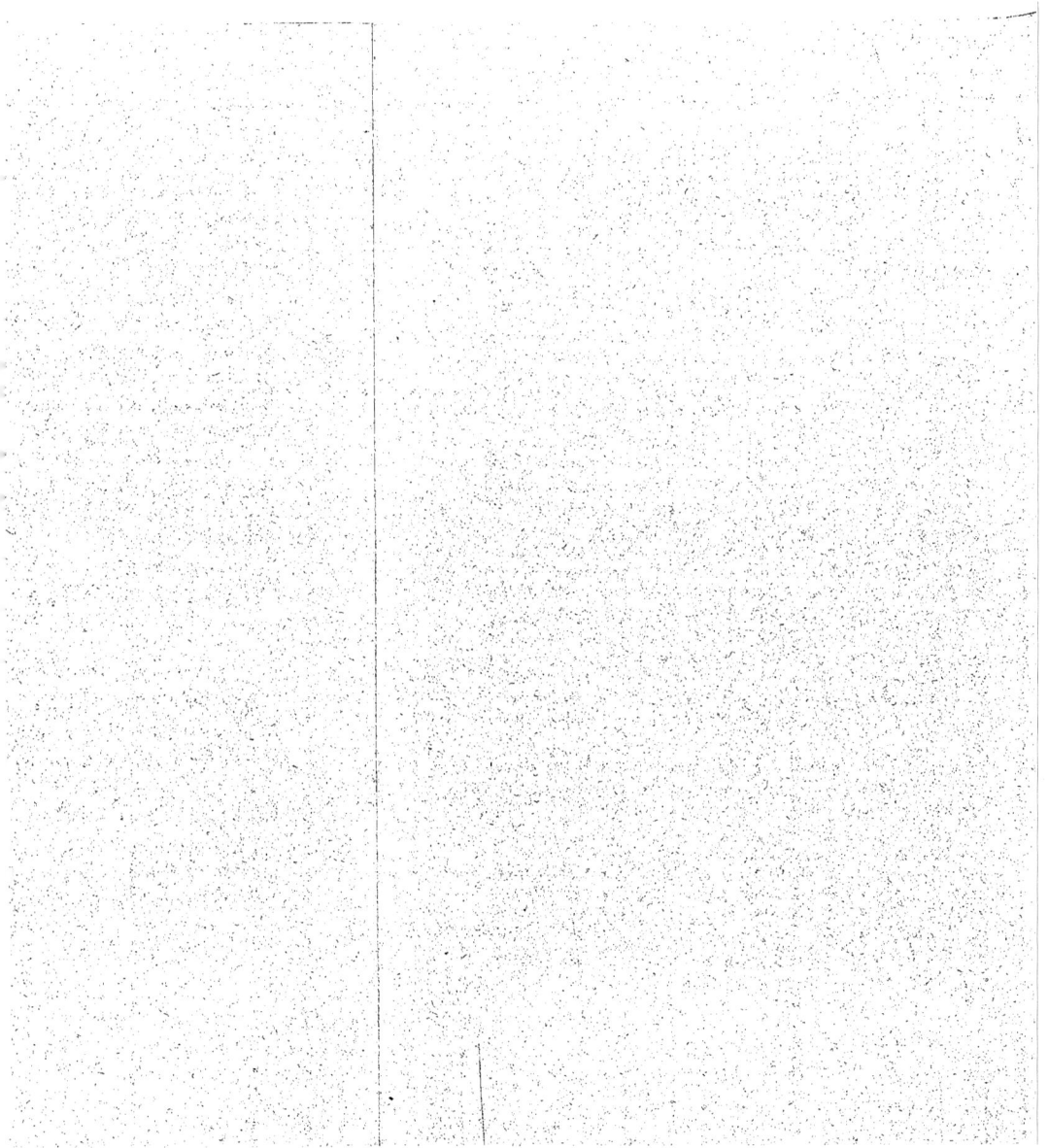

quina. Le soir du même jour elle est reprise d'une nouvelle suffocation, de douleurs lombaires et se décide à entrer à l'hôpital.

Le 12 janvier, à son entrée, elle a le visage très-pâle, jaunâtre.
Son caractère est fort impressionnable, elle rit et pleure sans
grande cause. Elle accuse une céphalalgie localisée dans les régions
frontale et occipitale, et des douleurs dans les articulations particulièrement dans les genoux. Pas de névralgies viscérales.

Raideur des jambes, aucun trouble de motilité. Bon appétit d'ordinaire, devenu capricieux dans ces derniers temps. Ni constipation, ni diarrhée. Pas de vomissements. Palpitations nerveuses.
Etouffements lors des ascensions. Un peu de toux sèche depuis
trois semaines. Pas de râles. Bruit du cœur peut-être dédoublé.
Perte graduelle des forces. Sueurs abondantes. Polyurie depuis
quatre mois. En comprimant le ventre dans la région des ovaires,
on fait percevoir à la malade une sensation de suffocation. Les
urines ne contiennent pas de sucre, mais elles renferment de l'albumine. La malade est mise au régime lacté.

Du 13 au 25 janvier, le visage est très-pâle et les forces dimi-
nuent. La malade prend 4 grammes d'iodure de potassium et fait
des frictions avec l'onguent napolitain (5 grammes) à la face interne
des cuisses.

Elle a une perte de connaissance presque complète et de courte
durée. Pas d'œdème. Diminution de l'appétit.

Le 25, la malade tourne et se plaint de maux de gorge, très-
peu d'appétit. Continuation du traitement anti-syphilitique. Elle
est prise d'une diarrhée assez abondante. Une fois les selles ont
été sanguinolentes.

Le 27, le mal de gorge a disparu, la diarrhée continue jusqu'au
30, jour où elle diminue. Le 2 février, l'appétit est nul, la digestion impossible. La malade, très-faible, vomit le peu d'aliments
qu'elle prend et l'iodure de potassium qu'elle ne peut supporter.
Les vomissements s'arrêtent le 5, l'iodure de potassium et le sirop
de morphine sont supportés. La diarrhée continue; moindre le 6,
elle reprend le 7 et s'arrête le 8 pour être remplacée par de la
polyurie. Depuis 5 jours, la malade mange avec beaucoup d'appétit un degré entier, elle boit un litre de lait, auparavant elle ne
mangeait point et prenait à peu près deux verres de lait par jour.
Le 9 œdème des jambes jusqu'aux genoux, particulièrement de la

jambe gauche, peu sensible, s'exagérant depuis. Le 13, la malade va à la selle une fois par jour seulement. Le 15, la malade accuse de la gêne dans la région du cœur, cependant on n'observe aucun symptôme d'hydropéricarde. Un peu de matité en arrière de la poitrine à la base des poumons et diminution, en ces lieux, du bruit respiratoire : un peu d'hydrothorax.

Du 15 au 23, soif vive et polyurie. L'appétit est grand, la soif vive. La face est plus pâle, jaunâtre. L'œdème des jambes a augmenté, il y a de l'œdème de la vulve et de l'ascite légère. La diarrhée qui avait reparu peu abondante le 19, a cessé complètement le 23. La malade reste dans le même état, mais on observe en plus vers le 25 des manifestations d'intoxication urémique. Pendant la nuit, la malade a eu du vertige à deux reprises ; pas de troubles dans la vue. Le 28, vertiges pendant la journée, envies continuelles de vomir ; pendant la nuit du 28 au 29 vomissements glaireux. L'état général reste stationnaire, si ce n'est du côté des jambes dont l'œdème a augmenté.

Le 19 février, les vertiges continuent ; la veille, la malade en a eu beaucoup. La teinte de la face de plus en plus pâle et presque sub ictérique.

Le 22, époque des règles, celles-ci n'ont point paru, la malade urine beaucoup. A cette époque, la malade quitte l'hôpital malgré les efforts que l'on fait pour la retenir. (Voir pour le tracé la planche VIII.)

OBS. II. — Hôpital Temporaire. — Service de M. Grancher. Saint-Vincent, n° 17. — *Néphrite interstitielle* (sans autopsie).

Le 30 janvier 1876 est entrée, salle Saint-Vincent, n° 17, la femme Marie M..., femme de ménage, âgée de 50 ans. Elle a eu trois enfants, tous vivants, dont l'aîné a aujourd'hui 22 ans. Cette femme raconte qu'elle a été pendant fort longtemps dans la misère, obligée de travailler beaucoup. A plusieurs reprises, elle s'était aperçue que ses jambes avaient enflé et que les forces allaient en s'affaiblissant. Son appétit, qui avait déjà beaucoup diminué, est devenu pour ainsi dire nul dans ces derniers temps. A son entrée à l'hôpital, la malade présente les symptômes suivants : Céphalalgie peu intense mais très-persistante, qui la tourmente depuis longtemps ; douleurs lombaires sourdes, sensation de brisement et de faiblesse, et dans les jambes, pas d'œdème. On ne trouve rien au cœur, rien au foie, rien au poumon. L'urine contient une petite quantité d'albumine ; pas de sucre. 11, 12 février, l'excrétion urinaire est notablement augmentée : 2,000 à 2,500 gr. d'urine claire et mousseuse. Son état, pendant son séjour à l'hôpital, reste sensiblement le même ; la malade est toujours fort triste et mange peu. Elle quitte enfin la salle Saint-Vincent sans amélioration bien sensible, malgré les insistances du chef de service, le 23 février 1877. (Voir pour le tracé la planche IX).

Obs. III. — Hôpital temporaire Saint-Julien, n° 3. — Service de M. Grancher. — *Néphrite interstitielle* (sans autopsie).

Le 14 février 1877, est entrée dans le service de M. Grancher, salle Saint-Julien, lit n° 3, une femme Clémence J..., couturière, âgée de 49 ans, célibataire ; elle se plaint de ressentir, depuis déjà deux ou trois ans, des douleurs vagues dans la région lombaire, qui se sont accompagnées, dans ces derniers temps, d'une faiblesse musculaire exagérée. C'est en partie ce qui l'a décidée à rentrer à l'hôpital. Elle se plaint aussi d'être depuis six mois sujette à des maux de tête d'une médiocre violence, et, à part cette lassitude générale et un amaigrissement peu prononcé, on ne constate ni œdème, ni diarrhée, ni vomissements. L'examen des urines y décèle une quantité d'albumine assez faible ; pas de sucre. Ni goutte, ni rhumatisme, ni syphilis, ni intoxication plombique.

Durant son séjour à l'hôpital, qui a duré jusqu'au 5 mars, il n'y a eu aucun accident particulier à noter. L'excrétion de l'urine n'a pas cessé d'être à peu près normale : 12 à 1,500 grammes par jour. Son état s'étant amélioré, par suite du repos et de l'alimentation, la malade, malgré les insistances du chef de service, a quitté l'hôpital le 6 mars.

Pour les observations des numérations de globules, se reporter au tracé exposé, planche X.

Obs. IV. — Hôtel-Dieu. — Service de M. Grancher (suppléant de M. le professeur Sée). Salle Ste-Jeanne n° 11. — *Néphrite parenchymateuse.* — *Mort ; autopsie.*

Le nommé Horwebeck Hubert, âgé de 56 ans, terrassier, est

entré à l'Hôtel-Dieu dans le service de M. Grancher, salle Sainte-Jeanne n° 11.

Pas d'antécédents de famille. Pendant le siége de Paris il a éprouvé des douleurs vagues erratiques dans les jointures mais sans gonflement. Il y a 4 mois il a commencé à tousser et à cracher sans cependant interrompre ces occupations. Pas de maladie syphilitique, pas d'acoolisme.

Il y a un mois il fut pris en travaillant de frissons qui se répétèrent plusieurs fois le soir. En même temps il ressentit des douleurs lombaires avec irradiations dans les cuisses et les genoux. Environ 12 jours après, il constata que ses pieds enflaient jusqu'aux mollets. Il fut pris en même temps de céphalalgie et de nausées sans vomissements. Pas de trouble de la vue. Le malade n'a pas remarqué qu'il urinât plus ou moins. Les selles sont régulières. — La toux et les crachats persistent sans changement, il est survenu un peu de dyspnée, pas d'hémorrhagie. Quelques jour après il a eu de l'œdème des mains et des paupières, œdème qui disparut quand le malade se leva.

Etat présent. Teint normal, face amaigrie, pas d'œdème des paupières pupilles normales, pas de trouble de la vue ; la céphalalgie persiste, pas d'hémorrhagie ; œdème occupant les extrémités inférieures et remontant jusqu'à la base du thorax. — Les douleurs lombaires persistent sans augmentation à la pression.

L'examen des poumons donne à l'auscultation des râles fins aux deux temps de la respiration. Toux peu fréquente, expectoration muco-purulente.

L'étendue de la matité précordiale est normale. Pas de souffle. Le second bruit est un peu claquant.

Pas d'anorexie ; soif vive ; pas de nausées ni de vomissements ; pas de diarrhée.

L'examen des urines dénote la présence de flots d'albumine. Température 37° 5, pouls 80, respiration 18, pas d'agitation nocturne. Le malade dort bien.

Le 30 même état ; quantité d'urine 1,100 grammes ; densité 1,015 ; urée 11 grammes ; chlorures 8,2 grammes ; albumine 4,78 grammes ; globules rouges 4,623,000 ; globules blancs, 2,660. Rapport 1,737.

Patrigeon.   6

.Jusqu'au 5 septembre l'œdème va diminuant ; à cette époque il a presque complètement disparu. Le 6 le malade est pris de douleurs lombaires très fortes. Application de 6 ventouses scarifiées, la fièvre survient 38° 5, le soir 39° le 7 au matin. — Le 8 la vue du malade se trouble ; céphalagie intense. Fortes douleurs dans les reins. Application de 4 ventouses scarifiées.

L'œdème reparaît dans la jambe droite qui est tendue et douloureuse à la pression. Jusqu'au 30 le malade s'affaiblit progressivement; la céphalagie continue.

Du 1er octobre au 14 l'œdème gagne la jambe gauche ; les battements du cœur sont irréguliers, le malade est très-affaibli. Cet état persiste jusqu'au commencement de novembre. Le 6 de ce mois, il répond lentement aux questions qu'on lui adresse, le 7 il ne répond que rarement et pousse des cris. La mort survient le 8 à 5 heures du matin.

Autopsie. — La pie-mère crânienne présente une injection assez vive des petits vaisseaux au niveau de la protubérance. Le cerveau et le cervelet sont sains et ne présentent aucune lésion.

Le péritoine renferme deux ou trois litres d'un liquide clair, citrin. Les reins sont assez volumineux, d'une teinte légèrement jaunâtre; ils présentent quelques légères dépressions dont le fond est occupé par de petites arborisations vasculaires. A la coupe la substance corticale est jaune, d'un aspect cireux.

Le foie est petit, couvert de petites dépressions. A la coupe il offre une coloration brune, la vésicule biliaire est remplie de bile de couleur normale, La rate très-petite est couverte de plaque de perisplénite. L'intestin grêle n'offre qu'à la face interne quelques arborisations vasculaires dans ses dernières portions.

La vessie est petite, ratatinée. La muqueuse épaissie présente de place en place des taches brunâtres, L'estomac présente quelques ecchymoses au niveau de la grande courbure.

Le cœur est gros et parsemé de plaques de péricardite. — Le ventricule gauche est hypertrophié, il est mou et jaunâtre à la coupe, pas de lésion vasculaires ni aortiques.

Les sommets des poumons présentent des excavations; quelques nodules au sommet droit ; emphysème du bord antérieur. En arrière et en bas congestion interne. — Le poumon gauche induré au sommet, congestionné et œdémateux à la partie postérieure. (Voir pour le tracé la planche XI.)

Obs. V. Hôpital temporaire. — Service de M. Grancher, salle Saint-Julien, n° 27. — *Carcinome des ganglions mésentériques, avec propagation au foie, à l'estomac et aux reins.*

La nommée Julie Delahaye, brunisseuse, âgée de 17 ans, est entrée à l'Hôpital temporaire, service de M. Grancher, au lit n° 27 de la salle Saint-Louis, le 27 janvier 1877. Cette jeune fille n'a jamais été malade jusqu'au mois d'octobre dernier. Réglée vers l'âge de 12 ans, elle commence à travailler dès cette époque. Dans les derniers mois de 1876, elle se surmène de travail : se levant à 8 heures chaque jour, elle ne se couche qu'à 3 heures du matin, n'ayant dans cet intervalle qu'une heure pour se reposer et prendre ses repas, qui ne se composent que de pain et de soupe et d'un verre d'eau rougie. De plus l'atelier où elle travaille est sombre, étroit et mal aéré.

En octobre, cette jeune fille commence à éprouver des douleurs dans les reins et dans l'abdomen, douleurs presque continues et qui la forçaient à se ployer fortement en avant ; en même temps qu'elle perdait l'appétit et ses forces, elle maigrissait et pâlissait. Elle était en outre en proie à une constipation opiniâtre.

Vers la fin de décembre, les douleurs deviennent prédominantes dans la région hépatique qui est très-sensible à la pression et la malade commence à jaunir. A partir de la 2ᵉ semaine de janvier les repas sont suivis de vives douleurs dans l'estomac, et de vomissements bilieux et alimentaires très-pénibles. Ces vomissements n'apportent aucun sentiment de soulagement à la malade qui a des nausées presque continues. Le 15, à la suite d'une secousse, elle eut une selle noire, liquide, qui se renouvela le lendemain.

Le 27 janvier entrée de la malade à l'Hôpital temporaire. Le soir ictère très prononcé ; insomnie rebelle. L'urine est rare, de couleur acajou. L'acide azotique y détermine les réactions caractéristiques de la présence de la bile.

Coloration ictérique de la cornée et de toute l'étendue de la peau. Il n'y a pas de démangeaison sur aucun point du corps. Le tympanisme est tel qu'il est impossible de constater s'il y a augmentation ou diminution du volume du foie. La rate paraît augmentée de volume. Pouls 120. Pas de dyspnée. Poitrine intacte. Le 31. Insomnie opiniâtre. Intelligence parfaitement nette. Constipation. Le ventre est considérablement distendu par des gaz et très-douloureux. On donne à la malade plusieurs purgatifs qui restent à peu près sans effet.

Les vomissements ont cessé depuis l'entrée de la malade à l'hôpital.

1er février. Les veines superficielles de l'abdomen sont extrêmement dilatées et se dessinent nettement au travers des téguments. Elles forment deux traînées flexueuses principales : l'une, partant de l'appendice xiphoïde, l'autre commençant au sein droit et se terminant vers le pubis.

La malade se plaint d'un goût fade dans la bouche et d'une sensation de pyrosis. La température est normale.

Le 2. L'inappétence est complète ; la malade a un hoquet persistant. L'urine très-rare prend une teinte de plus en plus foncée.

La malade meurt dans le coma le 4 février vers 1 heure du matin. (Voir pour le tracé planche XII).

Autopsie le 6 février 1877. A l'ouverture de la cavité abdominale, on trouve l'estomac très-distendu par des gaz. Le foie dépasse légèrement le bord des fausses côtes. Des néo-membranes se portent de la face interne de la paroi costale au bord antérieur du foie. Une assez petite quantité de liquide citrin remplit la cavité péritonéale. Cependant le grand épiploon a conservé sa minceur et sa transparence ; les anses intestinales, la surface externe de l'estomac ne présentent aucune trace d'inflammation. On constate donc jusqu'ici de la périhépatite adhésive. Cette périhépatite existe également à la face convexe, où l'on trouve des brides déjà très-organisées et très-difficile à rompre.

Il existe, au niveau de la petite courbure de l'estomac, des plaques blanchâtres, disséminées, de peu d'étendue ; en différents autres points, un semis régulier de grains blanchâtres, ayant le volume d'une demi-lentille. Il existe, en outre, une plaque plus grande que les autres, et ulcérée ; ce qui explique la présence, dans l'estomac, d'une quantité considérable de liquide noirâtre évidemment produit par une hématémèse. Le cardia est libre.

L'épiploon gastro-hépatique est épaissi, rétracté, semé de nodules durs et blanchâtres. Ces masses forment autour des conduits biliaires une série de tumeurs qui compriment le canal hépatique, dilaté du reste dans presque toute sa longueur ; on ne voit point sur sa paroi interne de propagation carcinomateuse. En revanche, si la tunique interne est libre, le canal est enveloppé lui-même d'un tissu nouveau, très-probablement cancéreux. Sur sa surface, qui est lisse, on trouve des zônes d'un rouge vif, séparées les unes des autres par de petites masses blanchâtres, en plaques ou en granulations analogues à celles du petit épiploon et de l'estomac. La vésicule biliaire est très-distendue.

Au devant de la colonne vertébrale, se trouve une masse énorme occupant les ganglions lombaires, refoulant en avant l'intestin, et fusionnant en un bloc la plus grande partie des circonvolutions intestinales ; à part quelques-unes qui émergent de la masse commune. Des coupes pratiquées d'avant en arrière, montrent que ce sont bien là des ganglions enkystés dans du tissu cancéreux. La section de vaisseaux sanguins de l'intestin, contenus dans la masse, montre l'intégrité de leur tunique.

La rate est englobée dans des adhérences très-résistantes ; son tissu est sain.

L'atmosphère cellulo-adipeuse du rein gauche est transformée en une masse cancéreuse que l'on n'arrache qu'avec de violentes tractions. Le rein gauche est d'un jaune citron, verdâtre en certains points. La capsule est libre et se détache facilement. Le tissu rénal est farci de grains cancéreux, respectant les pyramides autour desquelles elles forment comme une sorte de couronne. La base des pyramides communique dans le centre de ces produits blanchâtres qui, de là, rayonnent jusque dans la substance corticale.

Le rein droit est plus petit que le rein gauche ; son tissu est jaune, moins résistant ; la capsule s'enlève avec facilité. On voit que, chez lui, la propagation ne fait que commencer ; elle se présente sous la forme de quelques grains blanchâtres, déposés à la base des pyramides, dans le tissu conjonctif du hile.

En résumé, il s'agit d'un cancer des ganglions lombaires, propagé à l'estomac et au foie par l'épiploon gastro-hépatique ; gagnant de là l'enveloppe conjonctive des conduits hépatiques et lui formant une sorte de gangue cancéreuse, s'étendant enfin aux reins et principalement au rein droit.

Obs. VI. — Hôpital temporaire, salle Saint-Vincent, n° 15. — Service de M. Grancher. — *Epithélioma du col*.

La nommée Charlotte H..., âgée de 48 ans, est entrée à l'Hôpital temporaire, au lit n° 15, de la salle Saint-Vincent, le 19 février 1877.

Variole à 9 ans. Réglée à 16 ou 17 ans. Elle a eu douze enfants (six vivants); le plus jeune, 6 ans. Elle n'a jamais cessé d'être réglée. Ses parents sont morts. Son père était alcoolique.

C... H... est malade depuis quinze mois, c'est-à-dire depuis le mois de septembre 1875. A cette époque, elle commença à perdre dans l'intervalle de ses règles, quatre fois le premier mois, puis les mois suivants tous les jours un peu; il en résulta une grande faiblesse : point de douleurs.

Dans ces trois derniers mois, les pertes sont beaucoup plus abondantes, et ces jours derniers la malade a eu une hémorrhagie considérable qui la décide à entrer à l'hôpital.

La malade est extrêmement pâle; les muqueuses sont complètement décolorées. Elle présente une vieillesse anticipée. On donnerait presque 60 ans à cette femme. Elle est en proie à une diarrhée abondante. Au toucher, on constate les signes d'un épithélioma du col ulcéré.

La malade a un énorme appétit; elle mange 4 degrés.

Le 23 février, les pertes sont arrêtées; le 1er mars, elles n'ont pas reparu.

Le 4, hémorrhagie nouvelle très-abondante; les pertes durent jusqu'au douzième jour. Le 22, les pertes n'ont pas reparu. Pas de diarrhée. La malade a toujours son appétit considérable. (Voir pour le tracé pl. XIII.)

Obs. VII. — Hôpital temporaire, salle Saint-Julien, n° 7. — Service de M. Grancher. — *Carcinome utérin*.

Le 2 février 1877, la nommée Cél... Cerf..., âgée de 45 ans, est entrée à l'Hôpital temporaire, dans le service de M. Grancher, au lit n° 7 de la salle Saint-Julien.

Cette femme a été réglée à l'âge de 14 ans. Ses parents sont morts jeunes. Elle a eu quatre grossesses : trois enfants vivants.

Jusqu'à la fin de l'année 1875, elle s'est bien portée; ses règles venaient régulièrement tous les mois : à cette époque, les règles ont diminué et retardaient de plus en plus. Vers le mois de février 1876, elle commença à ressentir des douleurs dans les lombes et le bas ventre, et la malade remarqua des pertes sanguinolentes qui sont bientôt devenues du véritables hémorrhagies.

Il y a quinze jours environ, les douleurs ont augmenté; perte abondante. Il y a trois jours, seconde perte qui la décide à entrer à l'hôpital.

État actuel. La malade est très-affaiblie par les hémorrhagies qu'elle a eues. Le teint est pâle. Pas de fièvre. Les pertes ont diminué.

La palpation du ventre exaspère les douleurs. Le toucher vaginal donne les signes d'un épithélioma du col.

Les pertes continuent pendant quelques jours, après l'entrée à l'hôpital, mais en très-petite quantité, et s'arrêtent le 6.

La malade a de l'appétit, et, après quelques jours de repos, les pertes n'ayant pas reparu, elle peut quitter l'hôpital et reprendre ses occupations. (Voir pour le tracé, planche XIV.)

Obs. VIII. — Hôpital Temporaire. Service de M. Grancher. Salle Saint-Vincent n° 5. — *Cancer de l'utérus.*

La nommée F. L. âgée de 53 ans, est entrée le 31 janvier 1877 au n° 5 de la salle Saint-Vincent, à l'Hôpital temporaire.

Pas d'antécédents héréditaires. — Réglée à 12 ans jusqu'à 18 ans assez irrégulièrement ; depuis, les menstrues sont régulières et abondantes. Cette malade a eu 3 enfants ; le dernier âgé de 24 ans.

Depuis 3 ans les règles ont cessé d'être régulières, la malade a eu à dater de ce moment des pertes blanches ou sanguinolentes sans douleurs assez fréquentes depuis 8 mois.

Durant 15 mois elle a souffert de coliques hépatiques, elle ressentait de violentes douleurs revenant par crise, cinq ou six fois par semaine. Depuis 5 ans, ces douleurs ont diminué de fréquence, revenant de loin en loin et durant de 2 à 3 heures. Depuis 7 à 8 mois elles ont absolument disparu.

Il y a 10 mois elle constata à l'hypochondre droit une tumeur déjà un peu grosse qu'elle n'avait pas remarquée et qui depuis s'est accrue au point de former une saillie arrondie, grosse comme le sein. Pas de fluctuation nette (Lipome).

Il y a 18 mois elle avait constaté à la base de l'ombilic une autre tumeur aplatie du volume d'une noix ; depuis elle n'a point augmenté de volume (hernie ombilicale).

Etat actuel. Teint pâle. Pas d'œdème. L'examen de la poitrine ne révèle rien. Le cœur est également sain. La malade accuse des douleurs abdominales vagues. Elle a des écoulements blancs ou sanguinolents, sans fétidité.

Au toucher on trouve le col de l'utérus bosselé, gros, immobilisé.

La malade reste dans le service jusqu'au 13 février, jour où elle part pour le Vésinet sans amélioration sensible dans son état.

	Gl. r.	Gl. r.	Rapport.
1 Février	5,600,000	6,000	930
5 —	5,000,000	7,000	628
18 —	5,300,000	7,500	706

OBS. IX. — Hôpital temporaire. — Service de M. Grancher, salle Saint-Vincent, n° 14. — *Cancer de l'utérus.*

Le 29 janvier 1877 est entrée à l'Hôpital temporaire, dans le service de M. Grancher, salle Saint-Vincent n° 14, la nommée Chardon Agathe, âgée de 65 ans.

La mère de C. A. semble être morte de la poitrine. Son père s'est suicidé. Elle n'a jamais été malade.

Après avoir pendant longtemps perdu en blanc, elle a eu des hémorrhagies utérines en même temps que des douleurs très-vives dans les reins et le bas ventre.

Elle est entrée à l'Hôpital le 9 novembre avec des pertes abondantes ; ces pertes étaient accompagnées de douleurs très vives. On fut obligé pour les calmer de faire des injections hypodermiques. Une de ces injections produisit un abcès de la paroi abdominale sur la ligne blanche entre l'ombilic et le pubis. Cet abcès commença le 7, il fut ouvert le 17 février avant maturité ; la suppuration s'établit à cette époque, l'abcès ne se referme qu'un mois après. Au palper, le ventre est excessivement douloureux. Diarrhée abondante. La mention est difficile et accompagnée de douleurs. Au toucher le col est mou, ulcéré en certains points, bosselé et dur en d'autres. D'ailleurs la malade est tellement sourde que ce n'est qu'à grand'peine qu'on lui a arraché les quelques renseignements que nous avons.

(Voir pour le tracé pl. XV).

OBS. X. — Hôpital temporaire. — Service de M. Grancher.
Ovarite double suppurée. Mort. Autopsie.

Modeste Leversot, 36 ans, salle Saint-Vincent, lit n° 11, le 20 février 1877.

Cette femme a eu douze enfants, dont quatre sont vivants et bien portants. La malade n'avait pas encore 16 ans lorsque le premier naquit; le plus jeune est âgé de 8 ans. Elle fut réglée de très-bonne heure, 10 ou 11 ans.

Sans antécédents personnels. — Son père et sa mère sont morts très-jeunes (tuberculeux?)

La maladie dont cette femme est atteinte remonte à *huit mois*. Le début a été caractérisé par ces deux symptômes : pertes très-abondantes; douleurs abdominales extrêmement vives. Jusqu'à ce moment les règles avaient été régulières.

Les hémorrhagies utérines durèrent pendant *quatre mois*, se répétant plusieurs fois par semaine. A partir de ce moment, sans cesser tout à fait, elles sont devenues toutefois beaucoup moins fréquentes et aussi beaucoup moins abondantes.

Il y a *deux mois*, la malade fut obligée de s'aliter. A cette époque, les douleurs abdominales, qui s'étaient calmées après sa période de début, étaient redevenues violentes; elle avait aussi des douleurs irradiées dans les cuisses, des besoins fréquents de vomir et de la fièvre. L'affaiblissement devint bientôt très-considérable, l'amaigrissement extrême; la malade du reste ne mangeait plus.

Elle urine sans douleur.

Etat actuel. — Douleurs abdominales très-peu vives. — La malade ne se plaint d'aucune autre douleur. Pas de mal de tête.

La respiration est courte; les mouvements respiratoires nombreux. La soif est très-vive. La malade boit continuellement de l'eau glacée.

Plusieurs fois dans la journée, des accès de vomissements. Elle rend après des efforts très-douloureux des matières biliaires et glaireuses. Les douleurs abdominales s'exagèrent pendant et après le vomissement. — Du 25 au 28 diarrhée abondante.

Face tirée, grippée. Les yeux sont encavés, hagards. Cercle rougeâtre autour des orbites. Pommettes rouges. Tremblement des lèvres.

La malade perd très-peu, en ce moment; encore n'est-ce point du sang pur, mais seulement de la sérosité louche.

La température prise exactement dans les derniers jours de la vie, oscille entre 35° et 37°.

Morte le 6 mars.

Autopsie, le 7 mars 1877. — Le foie est très-volumineux; le lobe droit est presque triplé de volume. La surface est miroitante, de couleur jaune, semée de taches plus foncées. Le tissu est mou et friable.

Les poumons et le cœur sont intacts : les valvules sont saines.

Reins un peu gros, non congestionnés. La surface est lisse et la substance corticale, un peu congestionnée à la périphérie, est blanchâtre à la base des pyramides. (Pour le tracé, voir pl. XVI.)

La surface du foie et du rein ne donnent pas avec la teinture d'iode la réaction amyloïde.

Rate toute petite.

L'utérus est volumineux (peut être fibreux).

Du côté droit : poches annexées aux parties latérales de la matrice, poche dans laquelle on ne trouve ni ovaire, ni trompe. Elle pourrait loger un œuf de dinde. Cette loge, pleine de pus crémeux, est traversée par des tractus fibreux.

L'ovaire, du côté gauche, est rouge, un peu volumineux, et une section pratiquée à travers son tissu fait découvrir tout autour de lui et dans son propre tissu des loges purulentes. (Pour le tracé, voir pl. XVI).

Obs. XI. — Hôpital temporaire. — Service de M. Grancher salle Saint-Julien, n° 26. — *Phlegmon périnéphrétique. Guérison.*

Le 2 janvier 1877 est entrée dans le service de M. Grancher, à l'Hôpital temporaire, au n° 26 de la salle Saint-Julien, Ang. Gau..., âgée de 26 ans, cuisinière.

Toujours bien portante, sauf l'année dernière où elle prit un chaud et froid et garda le lit pendant un mois.

Enceinte de quatre mois. Commencements de grossesse pénibles; malaise continuel, vomissements persistants. C'est sa première grossesse. A. G. paraît dependant jouir d'une santé robuste : elle est grasse, son visage est coloré.

Vers le 10 ou le 15 décembre 1876, elle aidait une de ses camarades à porter une corbeille à deux anses, très-lourde. Elle éprouva, dans la région lombaire gauche, une douleur subite, très-vive, semblable à une déchirure qui l'obligea à lâcher la corbeille qu'elle tenait à la main gauche. Elle rentra chez elle, n'éprouvant plus qu'une douleur très-supportable ; elle continua à marcher et à travailler pendant près d'une semaine.

Au bout de ce temps, la douleur qui n'avait jamais disparu complètement, augmenta d'une façon notable ; huit ou [dix jours après l'accident, elle était devenue très-vive ; les mouvements étaient très-douloureux, le sommeil presque impossible ; fièvre vive.

Elle alla à Saint-Louis demander une consultation. On lui conseilla d'appliquer sur la partie malade un vésicatoire, large comme paume de la main. La douleur fut notablement soulagée pendant un jour ou deux, mais elle reparut bientôt.

La malade alla alors demander un lit à Saint-Antoine, on lui fit une injection hypoderdermique; on électrisa une fois la région lombaire : elle resta huit jours à l'hôpital, et en sortit sans avoir obtenu de soulagment. Trois jours après, souffrant toujours, gardant toujours le lit, elle vint à l'hôpital temporaire.

Etat au 8 janvier. — La malade se plaint de douleurs vives dans la région lombaire gauche ; cette douleur est continue, mais s'exaspère par instant, et prend le caractère d'élancements. Elle se prolonge le long de la face interne de la cuisse, jusqu'au genou ; la malade a beaucoup de peine à s'asseoir sur son lit. Coloration normale de la peau, La main, alternativement appliquée à droite et à gauche, perçoit, à gauche, une légère élévation de température.

Enfin, immédiatement au-dessous du rebord costal, on sent une saillie mal limitée, une sorte d'empâtement profond, sensation que l'on ne retrouve pas du côté droit.

L'examen de la partie inférieure du ventre ne fait rien percevoir d'anormal. En enfonçant les doigts aussi profondément que possible sous le rebord des côtes, du côté des reins, on n'éveille aucune douleur, on ne sent aucune tuméfaction.

Pas de fièvre, langue normale, appétit diminué. La malade a vomi ces jours derniers ; mais comme elle vomissait depuis deux mois, sous l'influence de la grossesse , il en est de même de sa constipation : elle ne peut aller à la selle sans lavements ; urines normale.

Le diagnostic est différé ; on hésite entre un abcès périnéphrique et une myosite comécutive à la rupture de quelques fibres du carré lombaire.

Pour tout traitement on prescrit : 1º application de cataplasmes de farine de lin ; 2º injections hypodermiques de 0,01 de chlorhydrate de morphine à faire, tous les soir, au niveau du point le plus douloureux ; plus tard, injections de 0,02 centigr.

Les jours qui suivent, la malade a un peu de fièvre, le soir, de petits frissons. La douleur lombaire existe toujours et présente les mêmes caractères, retentissement dans la cuisse correspondante ; mais la saillie confuse que l'on voyait le premier jour s'est circonscrite graduellement.

Le 22 janvier, elle forme une tumeur très-nette siégeant moitié au-dessus, moitié au-dessous de la dernière côte. Le 26 la tumeur est devenue plus superficielle, on y sent une fluctuation manifeste. Le 30, la tumeur s'est beaucoup étendue en hauteur et en largeur, elle occupe toute la région lombaire depuis le rebord costal jusqu'un peu au-dessus de la crête iliaque et s'étend vers le flanc gauche. Une dépression transversale bride ce large foyer vers son milieu et semble le diviser en 2 poches qui communiquent librement. La fluctuation se sent très nettement de l'une à l'autre.

M. Nicaise appelé en consultation juge une opération nécessaire et pratique sur la partie la plus déclive de la tumeur un peu au-dessus de la crête iliaque une incision verticale de trois à quatre centimètres intéressant la peau et les tissus sous-cutanés : il s'en échappe une grande quantité (plus d'un litre) d'un pus louable, inodore. Le petit doigt introduit dans le foyer y disparaît complétement sans atteindre le rein. Une mèche est introduite entre les lèvres de la plaie, et on fait sur le ventre une compression légère avec de l'ouate et une bande. Le soir de l'opération l'état général est excellent, pas de fièvre, la plaie a continué à fournir du pus toute la journée ; on peut estimer le tout à 1600 ou 1800 grammes.

31 janvier même état. Les pièces du pansement et le lit de la malade sont souillés de pus qui a continué à couler pendant la nuit

mais en bien moindre quantité. Pus inodore, on prescrit des injections dans le foyer avec de l'eau phéniquée.

Vers la fin de février on cesse les injections d'eau phéniquée. La plaie ne donne plus dans les 24 heures que quelques rares gouttes de pus.

28 février. La malade se plaint d'être depuis la veille un peu embarrassée pour respirer. — Elle éprouve de la gêne dans le côté gauche de la poitrine.

La percussion donne dans le tiers inférieur du poumon gauche un peu de submatité ; à l'auscultation, souffle doux et égophonie, fièvre nulle, épanchement de peu d'étendue. Les jours suivants résorption rapide de l'épanchement qui a totalement disparu le 10 avril.

A cette époque la plaie de la région lombaire est complétement cicatrisée. La malade se lève tous les jours, mange avec appétit, engraisse et reprend des couleurs. Pendant tout ce temps aucun accident n'est survenu du côté de l'utérus. La grossesse date maintenant de 6 mois, on sent depuis plus d'un mois les mouvements du fœtus.

Le 2 avril la malade sort de l'hôpital. (Voir pour le tracé planche XVII).

Obs. XII. — Hôpital temporaire. — Service de M. Grancher, salle St-Vincent, n° 1, — *Phlegmon de la fosse iliaque.* — *Guérison.*

Le 9 janvier 1877 est entré à l'Hôpital temporaire la nommée Augustine Fauché, elle est couchée au lit n° 1 de la salle St-Vincent service de M. Grancher.

Il y a 8 jours, elle a accouché sans grand travail d'un enfant du sexe masculin. C'est sa première couche. Elle s'est levée le 4e jour.

Le lendemain elle a été prise de phénomènes d'invasion fébrile : Frissons, céphalalgie, courbature, inappétence.

Etat actuel. — En l'examinant on constate la présence d'une tumeur dure, mal définie, occupant toute la portion du ventre située au-dessus de l'arcade crurale droite.

Au toucher, on sent la paroi droite du vagin soulevée par une tumeur également dure et rénitente. Température, 38°,5.

Les jours suivants, la tumeur n'a pas augmenté de volume, mais la fluctuation est devenue très-sensible. Le 27 janvier, ouverture de l'abcès ; il s'en échappe une grande quantité de pus.

A partir de cette époque, la fièvre tombe pour ne plus se relever ; la malade reprend rapidement de l'appétit et une apparence de santé. Cependant l'abcès reste longtemps fistuleux, et la plaie faite par l'incision ne se ferme guère elle-même que vers le 4 mai.

La malade quitte l'hôpital à cette époque. (Voir pour le tracé, pl. XVIII.)

Obs. XIII — Hôpital temporaire. Service de M. Grancher, salle Saint-Vincent, n° 22. — *Blennorrhagie.* — *Ulcérations de nature douteuse, suivies d'abcès ganglionnaire de l'aine droite.*—*Guérison.*

P. Ann..., âgée de 26 ans, est entrée le 12 janvier 1877 dans le service de M. Grancher, à l'Hôpital temporaire, au n° 22 de la salle Saint-Vincent.

Antécédents personnels. — Vers le mois d'août, écoulement blennorrhagique qu'elle traite par le copahu. Elle cesse l'emploi de ce médicament après un usage de trois jours.

A la fin de septembre, elle fait une fausse couche à 8 mois. Trois jours après elle se fait transporter en voiture et reste malade durant deux mois des suites de cette fatigue. Son écoulement avait cessé lors de sa fausse couche. Il y a un mois, il a reparu. De plus, ulcération de nature douteuse sur la grande lèvre droite, cautérisée trois fois en quinze jours ; la dernière date du 6 janvier. Le lendemain de la première cautérisation, il s'est formé à l'aine droite une inflammation douloureuse, qui depuis a diminué beaucoup d'étendue.

Etat actuel. — Depuis trois jours, taches nombreuses de purpura aux jambes, aux cuisses et jusqu'à la ceinture, formant de petits îlots dont plusieurs ont déjà disparu.

Ecoulement sans doute blennorrhagique. Il existe un abcès ganglionnaire dans la région de l'aine droite, du côté où siégent encore les ulcérations. Tous les ganglions sont engorgés et douloureux.

Douleurs vives depuis hier dans les articulations du pied, des genoux, des coudes, des poignets et le long du cubitus, principalement à droite. Les gencives sont très-sensibles ; les dents sont déchaussées.

Le 15, la fluctuation de l'abcès devient très-manifeste. On se décide à donner écoulement au pus par une incision. L'opération est faite le 16. Ecoulement de pus assez abondant.

Pansement suivant : injection à la teinture d'iode étendue d'eau ; bandage compressif en spica de l'aine.

L'abcès continue à suppurer ; le pansement est renouvelé chaque matin. Pas de fièvre. L'état de la malade reste le même jusque vers le milieu de février ; à cette époque, il se produit une légère amélioration : le pus est beaucoup moins abondant, et il semble y avoir une tendance à la cicatrisation. (L'observation des numérations s'arrête au commencement du mois de mars.)

Nous devons ajouter, pour compléter l'observation en deux mots, qu'après s'être longtemps fait attendre, la cicatrisation a eu lieu enfin, tout en suivant une marche très-lente et qui n'a permis à la malade de quitter l'hôpital que vers le milieu du mois de mai.

Depuis longtemps déjà, l'ulcération et la blennorrhagie étaient guéries. (Voir pl. XIV.)

CONCLUSIONS

POUR LES OBSERVATIONS PHYSIOLOGIQUES

I. Le nombre physiologique des globules rouges, chez les adultes bien portants, varie de 5 à 6 millions par millimètre cube.

II. Le nombre physiologique des globules blancs est beaucoup plus variable ; il oscille de 3,000 à 9,000 par millimètre cube.

III. Le nombre des globules blancs paraît dépendre de l'individu beaucoup plus que des conditions qui l'entourent ; ainsi, le repas n'a pas toujours, tant s'en faut, la même influence. Sur un seul sujet, le repas a paru amener une légère leucocytose. Sur tous les autres, il n'a pas changé le nombre des globule blancs; souvent même, ce nombre était abaissé au moment de la digestion. De sorte qu'il est permis de se demander s'il existe vraiment une leucocyte physiologique.

De même, les diverses heures de la journée, l'état de la température, etc., n'apportent aucune modification régulière et constante dans le chiffre des globules blancs.

IV. Le nombre des globules rouges et blancs varie peu dans le cours de la journée pour le même individu.

V. Le nombre des globules blancs d'un individu ne paraît dépendre ni de son âge (dans les limites indiquées de 20 à 32 ans), ni du nombre de ses globules blancs.

VI. On paraît autorisé à dire, d'une façon générale : « si l'on voulait établir un rapport moyen des globules rouges et blancs (rapport physiologique), il faudrait prendre un chiffre très-faible, 1/1200 ou 1/1500. »

VII. Le tempérament joue-t-il un rôle dans ces variations des globules blancs ? C'est possible, mais non certain, et l'on n'est point autorisé jusqu'ici à tirer de pareilles conclusions. (Grancher. Société de Biologie, juin 1876).

POUR LES OBSERVATIONS PATHOLOGIQUES

1° *Albuminurie.*

I. Dans trois cas d'albuminurie (néphrite interstitielle?) le chiffre des globules rouges est sensiblement diminué. De 5,000,000 à 5,500,000 (état physiologique), il descend à 4,000,000 environ. On a donc un abaissement de plus d'un cinquième du nombre total des hématies.

Dans un cas de néphrite parenchymateuse, le nombre des globules rouges subit jusqu'à la mort un abaissement progressif et le malade s'éteint avec une cachexie globulaire des plus prononcées (2,000,000 de globules rouges au lieu de 5,500,000).

II. Rien ne paraît constant en ce qui concerne les globules blancs, sinon des oscillations assez considérables. Dans l'observation I (néphrite interstitielle), au début, leur chiffre, d'abord considérable, finit par descendre (en l'espace de deux mois environ), au-dessous du chiffre physiologique ; — dans l'observation IV (néphrite parenchymateuse), le contraire a lieu : très-

Patrigeon. 7

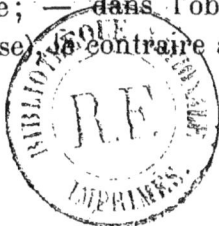

faible au début, leur nombre va peu à peu en augmentant jusqu'au jour de la mort ; — dans les deux autres cas, le nombre des globules blancs ne s'éloigne pour ainsi dire pas des limites physiologiques.

III. Rien de constant pour l'hémoglobine : trois fois sa quantité a été inférieure au chiffre physiologique — par globule ; — une fois elle a été supérieure ; sa quantité par millimètre cube est partout diminuée.

2° *Diathèse cancéreuse.*

I. Dans le cancer de l'utérus, le nombre des globules rouges est, peu après le début de la maladie, sensiblement diminué ; il descend plus tard à des chiffres très-bas.

II. Les globules blancs ne paraissent pas augmenter sous l'influence de la maladie. — L'observation V (cancer de ganglions mésentériques propagé au foie, à l'estomac, aux reins), semble trop complexe et trop isolée pour permettre de tirer des conclusions.

III. Dans tous les cas où le dosage de l'hémoglobine a été fait, on a observé, — par globule et par millimètre cube, — une diminution considérable de ce principe.

3° *Suppurations.*

I. De nos données et de celles recueillies par les autres observateurs, on peut déduire les conclusions suivantes :

Toutes les fois qu'il y a suppuration, le nombre des globules blancs du sang est augmenté ;

Leur nombre est plus considérable avant qu'après l'ouverture de l'abcès ;

Malgré l'ouverture de l'abcès et le libre écoulement du pus, tant qu'il y a formation purulente, le nombre des globules blancs est toujours exagéré. Il ne devient absolument normal que lorsque toute source de pus se trouve à peu près tarie.

II. Il n'y a rien de constant pour les globules rouges, sur le nombre desquels paraissent influer la gravité de la maladie, l'abondance de la suppuration et sa durée.

III. Dans nos observations, on voit que la quantité d'hémoglobine par millimètre cube a diminué ; — la quantité contenue dans un globule sain n'a subi, au contraire, qu'un léger abaissement.

4º *Intoxication saturnine.*

I. On observe une diminution considérable dans le chiffre des globules rouges, que le malade récupère difficilement, même après la guérison des accidents.

II. Le nombre des globules blancs semble se renfermer dans les limites normales.

III. Le chiffre de l'hémoglobine subit par globule un léger abaissement ; — par millimètre cube, sa quantité est beaucoup diminuée.

TABLE DES MATIÈRES

Paris. — A. PARENT, imprimeur de la Faculté de Médecine, rue M.-le-Prince, 29-31.

RECHERCHES SUR LE NOMBRE

DES

GLOBULES ROUGES ET BLANCS DU SANG

A L'ÉTAT PHYSIOLOGIQUE

(CHEZ L'ADULTE)

ET DANS UN CERTAIN NOMBRE DE MALADIES CHRONIQUES

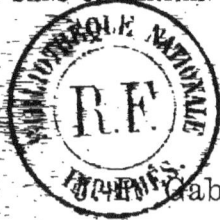

PAR

Gabriel PATRIGEON,

Docteur en médecine de la Faculté de Paris.

Avec 20 planches lithographiées.

PARIS

LIBRAIRIE J.-B. BAILLIÈRE ET FILS

19, rue Hautefeuille, près du boulevard St-Germain

1877

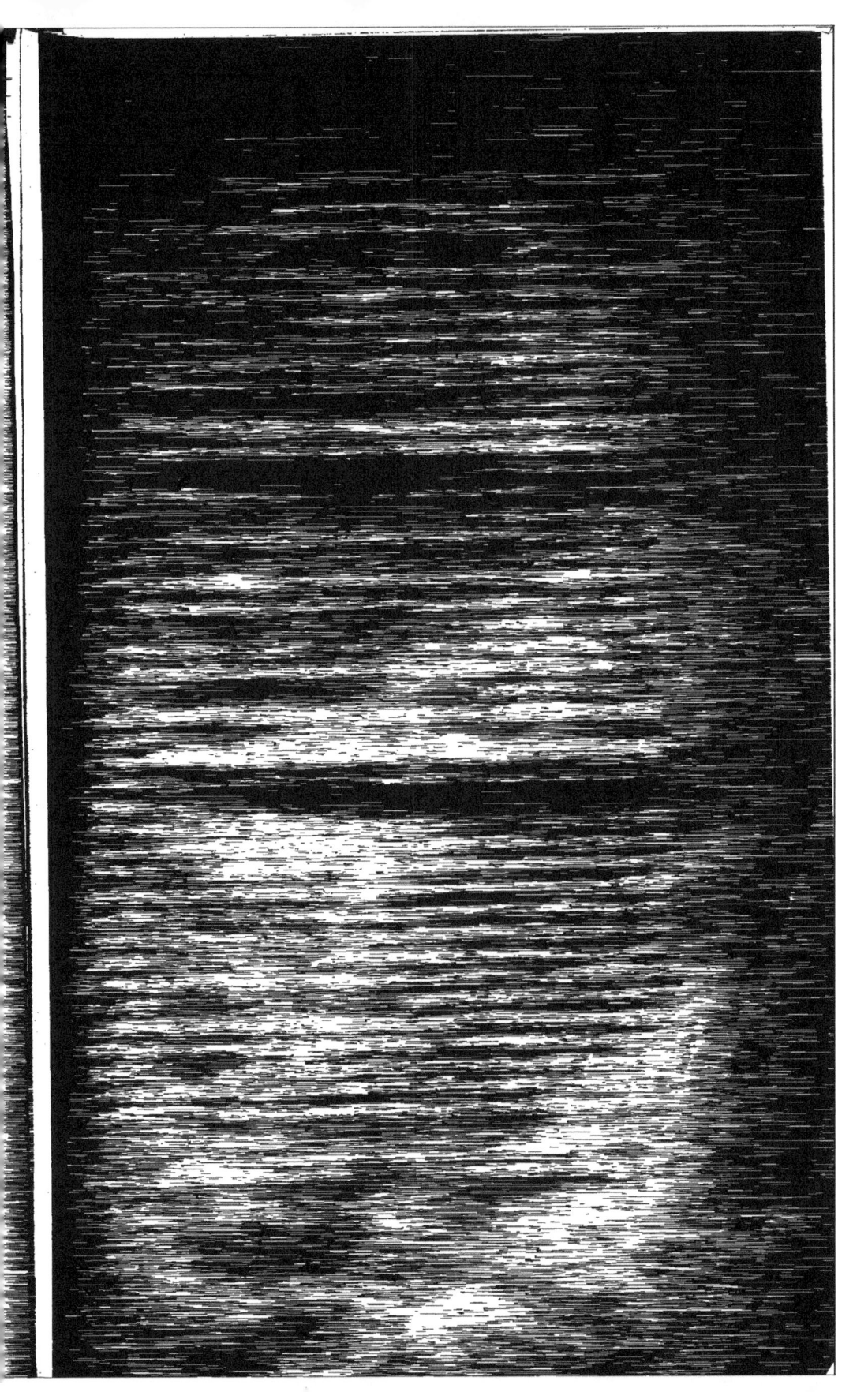

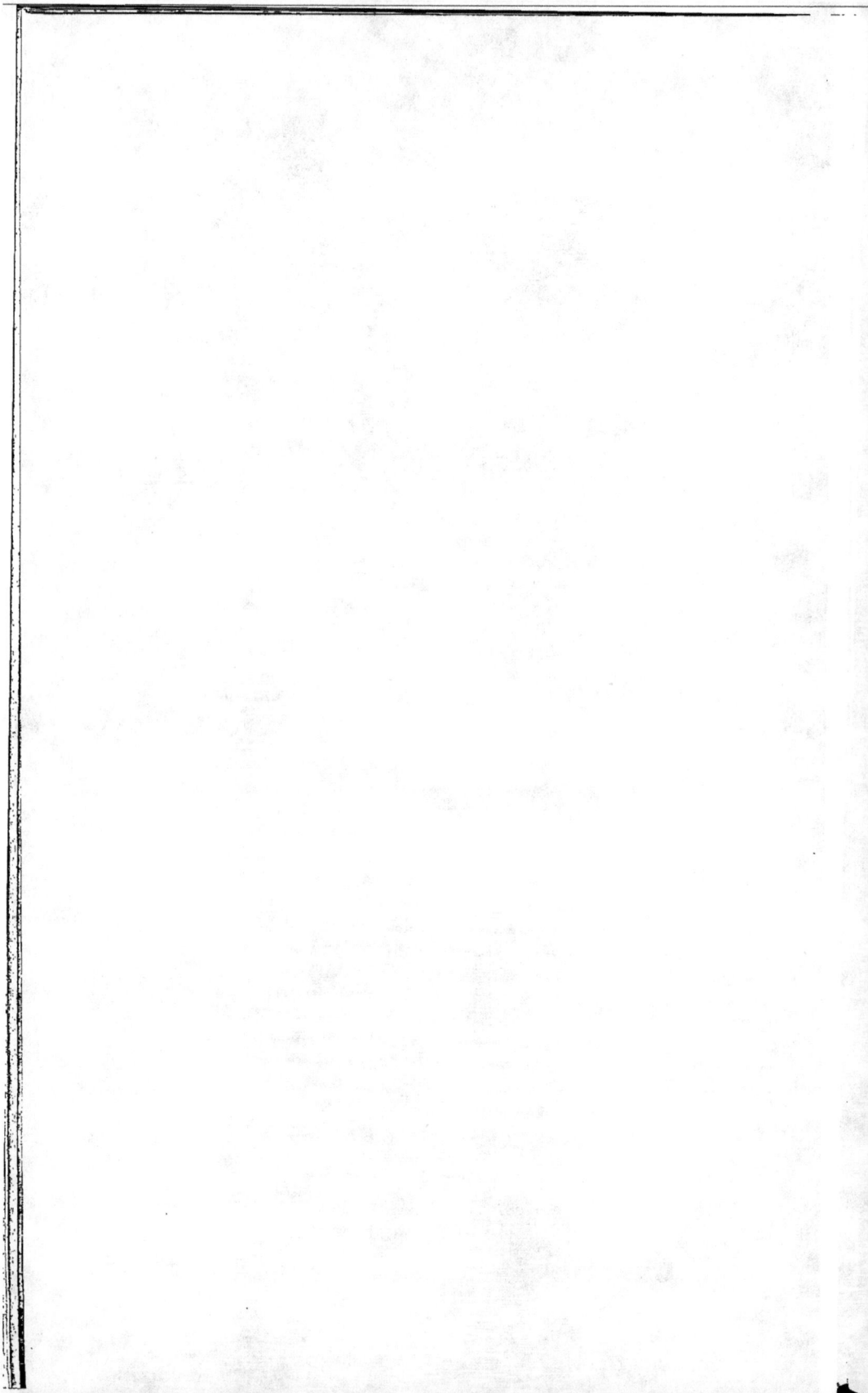

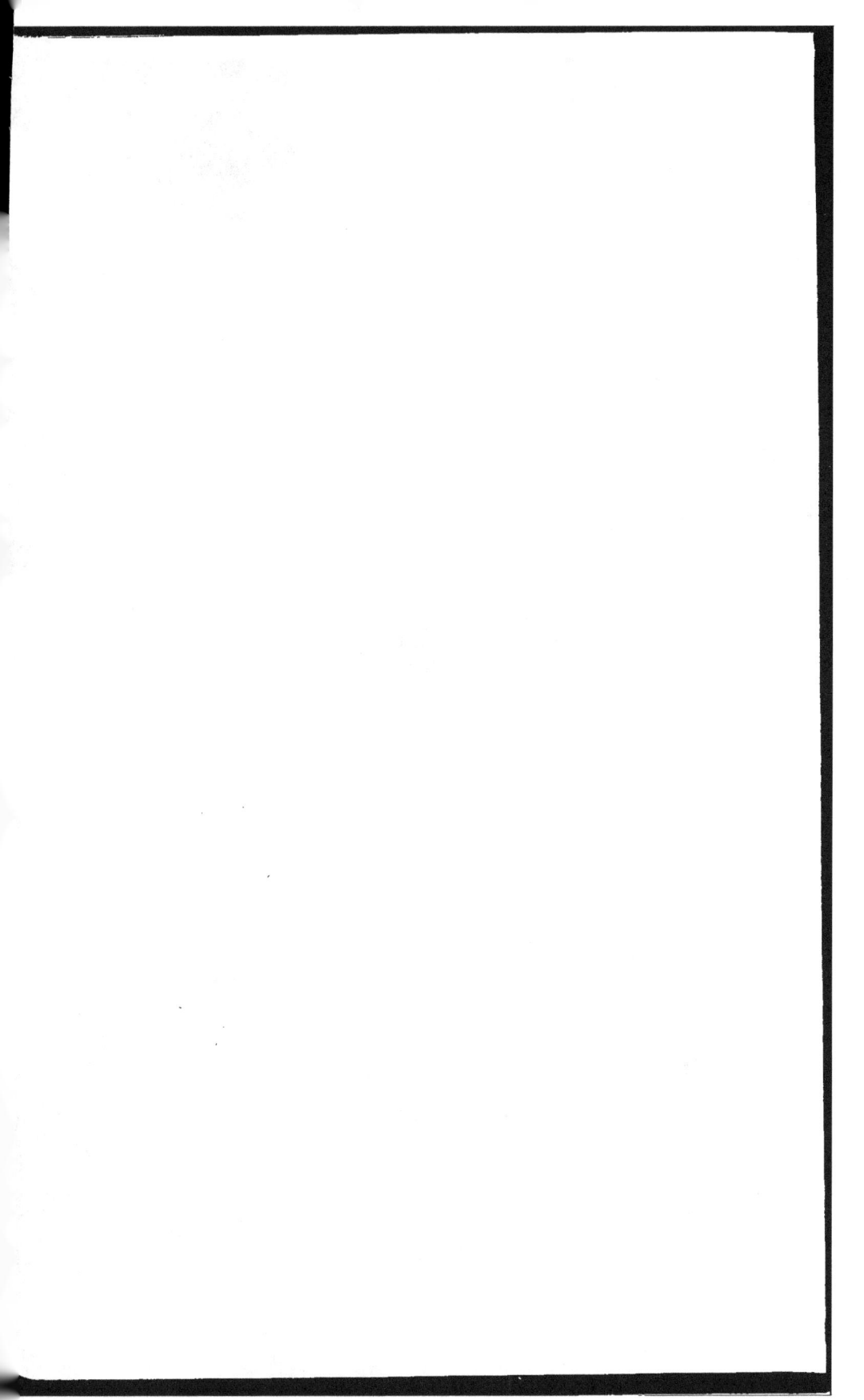

www.ingramcontent.com/pod-product-compliance
Lightning Source LLC
Chambersburg PA
CBHW031121210326
41519CB00047B/4271